María Luque Valenzuela
Enrique López Herrada
Rosa Jódar Graus

Amputaciones

María Luque Valenzuela
Enrique López Herrada
Rosa Jódar Graus

Amputaciones

Generalidades, indicaciones y técnicas de las amputaciones más frecuentes de los miembros inferiores y superiores

Editorial Académica Española

Cover image: www.ingimage.com

Publisher:
Editorial Académica Española
is a trademark of
International Book Market Service Ltd., member of OmniScriptum Publishing Group
17 Meldrum Street, Beau Bassin 71504, Mauritius

Printed at: see last page
ISBN: 978-620-0-39581-8

ÍNDICE

1. PRINCIPIOS GENERALES DE LAS AMPUTACIONES

Andrés Sánchez Aguilera, Carlos Quesada Molina

Una amputación se define como la resección quirúrgica de un miembro o apéndice de un miembro a través de uno o más huesos, junto a la reconstrucción necesaria e indicada para tal técnica. Si dicha técnica se realiza a través de una articulación, sin corte óseo, se denomina desarticulación (4). Es una alternativa al concepto de salvamento indicado en ciertas patologías y lesiones, e incluso en algunas circunstancias se podría considerar un procedimiento reconstructivo (2). En cualquier caso, se debe afrontar desde un enfoque multidisciplinario, con la participación del equipo médico y quirúrgico necesario para planificar la técnica a la vez que se controlan las comorbilidades médicas, sin olvidar el manejo de las implicaciones psicológicas y de alteración de la propia imagen que suelen ir asociadas a todo el proceso (1).

INDICACIONES

En general, se indica la amputación de un miembro cuando éste haya tenido una profunda pérdida de su función a raíz de una lesión severa de su componente óseo y de partes blandas (musculatura, nervios, vasos) o cuando asiente en él una patología potencialmente mortal sin otro tratamiento que lo pueda resolver (sarcoma irresecable, infección avanzada, isquemia irreversible) (4).

Enfermedad vascular periférica

Es la causa más frecuente de amputación en países desarrollados (80-90% de los casos) (5). La principal etiología causante de la vasculopatía es la diabetes mellitus, siendo la causa del 70% de casos de enfermedad vascular, complicada además con la inmunodeficiencia inherente a esta patología que incrementa el riesgo de infección (2). Los factores de riesgo más importantes para una amputación en el paciente diabético son la presencia de neuropatía periférica y el desarrollo de deformidad e infección (1). La gangrena del miembro sería indicación directa de amputación (4). Además, los pacientes diabéticos complicados (neuropatía, úlceras) que se amputan tienen mayor riesgo de infección (2).

Traumatismo

Los traumatismos de alta energía son la segunda causa más frecuente de amputación, y la principal en jóvenes (1). Como indicación absoluta para amputar tendríamos la extremidad isquémica por una lesión vascular que no puede ser reparada. Otras indicaciones relativas serían la pérdida ósea severa (mayor a 6-8cm), un miembro catastrófico en un paciente grave e inestable o la presencia de isquemia durante más de 6 horas (4). La amputación temprana en el paciente apropiado puede prevenir problemas futuros. E incluso pueden promover una recuperación funcional e incluso laboral más precoz (1).

Las fracturas abiertas graves Gustilo IIIB o IIIC constituyen lesiones severas que podría constituir una indicación para la amputación del miembro. Las que son tratadas mediante salvamento en lugar de amputación se asocian con frecuencia a una elevada mortalidad y morbilidad debido a infección, aumento del gasto de energía para caminar y un menor potencial para volver a trabajar. Pueden tener incluso peor resultados funcionales y múltiples complicaciones e intervenciones quirúrgicas. Es improbable que la extremidad inferior salvada con una superficie plantar de carga de peso inservible (pérdida del nervio tibial posterior), con gran pérdida ósea y de tejido muscular asociada, proporcione una extremidad duradera para caminar de forma estable, siendo además fuente potencial de sepsis temprana o tardía. La amputación tardía se asocia a más complicaciones y peor resultado. Sin embargo, en el miembro superior la funcionalidad de un miembro amputado es mucho menor y en esta región corporal la indicación de salvamento siempre debe ser más considerada (1).

La lesión nerviosa irreparable y la pérdida de sensibilidad en el territorio lesionado es un criterio muy a tener en cuenta a la hora de decidir el salvamento de la extremidad, ya que la funcionalidad final del miembro depende en gran medida de esta circunstancia de tal manera que podremos encontrar malos resultados con el salvamento de una extremidad sin sensibilidad ni capacidad motora como para soportar su exigencia en cuanto a carga y función. La exploración quirúrgica y de funcionalidad del territorio nervioso deberá ser minuciosa y adaptada a cada segmento para determinar si la función neurológica residual podrá cubrir la función del miembro. No se recomienda de forma absoluta amputar en miembro inferior solo por la ausencia de sensibilidad plantar, ya que puede deberse a una neurapraxia que se resuelva con el tiempo, algo que habrá que distinguir sobre la lesión irreparable. Si no existen otros factores principales, la amputación no debe efectuarse. En el 55% de los casos habrá sensibilidad tras dos años si salvamos el miembro. En general, en miembro superior no se recomienda amputar si hay sensibilidad y función prensil (2).

Hay varias clasificaciones para valorar la indicación de amputación. Estas escalas no son predictores absolutos, debiendo siempre individualizar cada caso, pero proporcionan directrices razonables para determinar si es apropiado o no el salvamento. La más usada es la MESS (Mangled Extremity Severity Score) (Tabla 1). Tiene en cuenta la energía del traumatismo lesional, la isquemia de la extremidad, el estado hemodinámico y la edad, y fue elaborada fundamentalmente para decisión en miembro inferior, estando menos indicado su uso en miembro superior (3).

Valores ≥7 son muy específicos y predicen indicación de amputación.

ESCALA MESS	
ENERGÍA LESIÓN	
Baja energía: fracturas estables	1
Mediana energía: fracturas abiertas, múltiples fracturas	2
Alta energía: mecanismo de aplastamiento	3
Muy alta energía: alta energía con contaminación severa	4
ISQUEMIA EXTREMIDAD (x2 si el tiempo de isquemia supera las 6h)	
Pulso periférico disminuido o ausente con perfusión normal	1
Pulso periférico ausente, relleno capilar disminuido	2
Extremidad fría e insensible	3
SHOCK	
PAS>90	0
PAS transitoriamente <90	1
PAS permanentemente <90	2
EDAD	
<30	0
30-50	1
>50	2

Tabla 1

Infección

La principal indicación de amputación por una infección es la provocada en miembro inferior, a nivel distal, en el paciente diabético (5). Dichas infecciones pueden ser superficiales o llegar a amenazar la viabilidad del miembro e incluso la vida del paciente. Suelen ser por gérmenes multirresistentes, necesitar largo tiempo de tratamiento antibiótico y varias cirugías (2). La presencia y duración de úlceras, la presencia de osteomielitis o de vasculopatía periférica condicionarán el manejo y el nivel de amputación. El riesgo de amputación se incrementa con úlceras profundas >15mm, de más de dos meses de evolución, la presencia de osteomielitis, vasculopatía periférica o agentes fúngicos (6).

Tumores musculoesqueléticos

El objetivo principal de la cirugía oncológica es eliminar el tumor con unos márgenes quirúrgicos adecuados. Los avances en la quimioterapia, radioterapia y cirugía reconstructiva con aloinjertos o prótesis han hecho que el salvamento de la extremidad sea una opción viable en los sarcomas de extremidades (2). Si pueden lograrse unos márgenes adecuados con el salvamento de la extremidad, la decisión puede basarse entonces en el desenlace funcional esperado y valorar si será mayor con amputación o con salvamento, teniendo en cuenta gasto de energía para caminar, exigencia funcional y factores psicológicos (1).

Anomalía congénita

Las anomalías congénitas constituyen la indicación más frecuente para la amputación en niños (4). Las causas más frecuentes son la polidactilia postaxial, macrodactilias, dismetrías y angulaciones severas (2).

Quemaduras o congelación

Son lesiones que requieren individualizar cada caso delimitando siempre antes los tejidos viables, lo que puede llevar tiempo de evolución y cirugías de desbridamiento.

ç

DETERMINACIÓN NIVEL DE AMPUTACIÓN

A la hora de planificar una amputación, una de las decisiones a tomar es a qué nivel realizar el corte óseo teniendo en cuenta tanto la cobertura de partes blandas que necesitará como el resultado y la funcionalidad que tendría el muñón final.

El nivel de amputación biológico es la localización de la amputación más distal con una alta probabilidad de permitir la cicatrización de la herida. Se determina este nivel por la presencia de un tejido local viable adecuado para construir una extremidad residual capaz de soportar la carga de peso, un caudal de entrada vascular adecuado, una albúmina sérica y un recuento linfocitario total suficientes como para promover la cicatrización de la herida. A estos criterios hay que sumar el potencial de rehabilitación con el fin de elegir la localización que maximice la independencia funcional a largo plazo. En general se acepta que cuanto más distal sea el nivel de amputación, mejor será el resultado funcional del paciente, principalmente por unos menores requerimientos energéticos.

Los pacientes malnutridos o inmunocomprometidos tendrán mayor índice de complicaciones en amputaciones distales, siendo la diferencia menor si la amputación es más proximal, pues la vascularización es mejor. Así, el nivel de amputación se determinará buscando un equilibrio entre función final y probabilidad de complicaciones (5).

ASPECTOS TÉCNICOS

Coste metabólico

El coste metabólico es un concepto aplicable a las amputaciones que mide la energía que invierte el individuo al desplazarse tras la estabilización del lecho quirúrgico y la adaptación de la prótesis funcional si estuviera indicada. Se mide y se utiliza en las amputaciones del miembro inferior (Tabla 2). Es inversamente proporcional a la longitud residual del miembro y al número de articulaciones preservadas. Además, el consumo de oxígeno aumenta cuanto más elevada sea la amputación, o más corto sea el muñón (1). Por otro lado, cuanto más proximal es la amputación, menor será la velocidad máxima (4).

NIVEL DE AMPUTACIÓN	PORCENTAJE DE ENERGÍA POR ENCIMA DEL NIVEL BASAL AL CAMINAR
Transtibial larga	10
Transtibial media	25
Transtibial corta	40
Transfemoral	65

Tabla 2

Transferencia de cargas

Para una adecuada transferencia de cargas entre el muñón y la prótesis, hay que tener este aspecto en cuenta desde la planificación de la cirugía. Hay que preservar una suficiente cantidad de tejidos blandos que actúen como interfase entre la superficie ósea y la prótesis. Esta interfase está formada por una masa muscular y una piel de espesor completo que tolere la presión directa y la movilidad en el interior del encaje protésico.

La transferencia de cargas puede ser:

- Directa: cuando se realiza desarticulación (de rodilla, de tobillo), el peso cae sobre la punta del muñón. Se precisa ajuste de prótesis solo para la fase de suspensión.
- Indirecta: a través de un hueso largo. Se requiere un ajuste íntimo de encaje protésico pues la extremidad del muñón no aguanta todo el peso (1).

Cicatrización de la herida

Depende de dos factores fundamentalmente, que deben ser valorados previamente a la cirugía, pues una de cada tres amputaciones en diabéticos puede terminar en amputaciones más altas si no garantizamos una adecuada cicatrización de la amputación primaria (2):

a) Nutrición y estado inmunitario: una albúmina sérica <3,5 g/dl indica desnutrición y un recuento linfocitario absoluto <1500/mm^3 indica inmunodeficiencia. Ambas dificultan la cicatrización. Con valores superiores se puede obtener una cicatrización en más del

80% de los casos. Cuando un paciente con el miembro estable está en esta situación, es mejor retrasar la amputación hasta recuperar estos valores y un estado nutricional adecuado. En los casos urgentes, este manejo no se puede realizar y habría que tener realizar la amputación lo más distal posible y después tener un cuidado exquisito de la herida (2).

b) Vascularización: el índice isquémico es el cociente entre la presión arterial medida por Doppler al nivel estudiado con respecto a la presión sistólica braquial. Se asocia a un mejor resultado en cuanto a cicatrización de la herida cuando este índice es de 0,5 o mayor. También se puede medir mediante la presión parcial de oxígeno transcutánea ($TcpO_2$) con la utilización de un electrodo no invasivo, siendo el patrón oro (5). Registra la capacidad de liberación de oxígeno del sistema vascular en la zona quirúrgica. Unos valores superiores a 40mmHg (2) se correlacionan con tasas aceptables de cicatrización, de forma más fiable que la presión por Doppler, que se ve más afectada por la pérdida de elasticidad de los vasos en pacientes con enfermedad vascular periférica (esclerosis de Monckeberg). Unas presiones por debajo de 20 son predictivas de un mal potencial de cicatrización. En cualquier caso, ante la duda, es aconsejable consultar con un Cirujano Vascular. También se espera una mejor evolución en la cicatrización de la herida con Hb>10g/dl. Otro criterio útil para monitorizar el estado vascular es el trofismo local: color piel, pelo, temperatura de la piel (5). La arteriografía no se considera de gran utilidad pues la cicatrización se realiza principalmente por circulación colateral.

Gestos quirúrgicos y cobertura

La musculatura debe ser dividida al menos 5cm distal al corte óseo planificado. Se deben evitar bordes óseos afilados que pudieran provocar ulceraciones y otras lesiones de partes blandas (5). Se recomienda desnudamiento perióstico justo para la resección ósea a realizar, para evitar una regeneración ósea excesiva. En cuanto a la fijación de los vientres musculares remanentes, se prefiere miodesis (fijación del músculo al hueso o al periostio) que la mioplastia (consiste en fijarlo a la musculatura antagonista) (1).

Todo nervio seccionado transversalmente durante la amputación provoca un neuroma que provoca dolor si queda en zona con traumatismos recurrentes (5). Por tanto, debe quedar profundo en el espesor de las partes blandas lejos de áreas de presión (1). Antes de seccionarlo debemos tirar de él para que el neuroma quede profundo y proximal al nivel de amputación. Hay que ligar los nervios grandes por poder contener grandes vasos sangrantes. En cuanto al control hemorrágico y de los vasos sanguíneos, se recomiendan ligaduras individuales y en los grandes vasos, dobles y transfixiantes. Antes del cierre, valorar retirar la isquemia de la extremidad y hacer hemostasia cuidadosa. Excepto en infecciones, tumores o miembros con isquemia severa, se puede usar torniquete y venda de Esmarch para realizar la isquemia (5). Si es por infección o tumor se prefiere realizar por elevación.

En general, para el cierre y cobertura se prefieren colgajos cutáneos de espesor completo (1) y sin excesiva tensión (2), con piel con buena sensibilidad. La localización de la herida parece incidir poco en la evolución, siempre que no esté cerca del hueso u otras zonas de presión. Se debe evitar dejar partes blandas redundantes (5). Se recomienda dejar un drenaje del lecho quirúrgico para disminuir el riesgo de formación de hematoma que condicionara el cierre de la herida (1).

CUIDADOS POSTOPERATORIOS

Antes de indicar una amputación, hay que tener en cuenta el nivel cognitivo del paciente. Si presenta algún déficit a este nivel, no podrá cuidar del muñón ni de la prótesis ni podrá aprender a caminar con ella. Los pacientes con deficiencias cognitivas o trastornos psiquiátricos tienen una baja probabilidad de portar con éxito la prótesis (1).

Para el cuidado de la herida, el desarrollo de apósitos y dispositivos de apoyo al cierre como hidrocoloides, hidrogeles o agentes desbridantes son una opción para el postoperatorio inmediato y el seguimiento de la cicatrización. Los dispositivos VAC (vacuum-assisted closure) han demostrado mayor capacidad para promover el cierre de heridas en amputaciones en pacientes diabéticos que las curas convencionales (2). Con el objetivo de disminuir el edema que frecuentemente se produce tras la amputación, se recomienda durante los primeros días la colocación de un vendaje compresivo blando, junto a una protetización precoz y preconizar la elevación de la extremidad (1).

AMPUTACIONES ABIERTAS

Las amputaciones abiertas son aquellas en las que la piel no se cierra sobre el muñón, estando normalmente en relación con sospecha de contaminación o infección del lecho quirúrgico (4). Requerirán al menos otra cirugía posteriormente para reconstruir y cerrar el muñón. Están indicadas en infecciones o si existe gran atrición de partes blandas contaminadas. Se recomienda la administración intravenosa de antibióticos hasta el cierre y cicatrización de la herida. Puede estar indicado tras el primer desbridamiento utilizar terapia de vacío y después nuevo desbridamiento cada 48h hasta el cierre de la herida (2).

COMPLICACIONES

Dolor

El dolor tras una amputación puede tener varios orígenes, siendo esencial para su tratamiento determinar cuál es el que con mayor probabilidad esté ocasionando el cuadro doloroso. Los más frecuentes son:

- Relacionados con el lecho quirúrgico: mala cobertura de partes blandas o borde distal óseo mal terminado que pudieran ocasionar presiones cutáneas incrementadas, úlceras o incompatibilidades con la prótesis.
- Sensación de extremidad fantasma: dolor de características neuropáticas en relación con segmento distal de la extremidad ausente tras la amputación. Suele disminuir con el tiempo. Es un dolor urente. Disminuye con el uso de las prótesis, la realización de fisioterapia dirigida,

medidas de compresión y estimulación nerviosa transcutánea (1).

- Síndrome de dolor regional complejo.

Contracturas articulares

Se pueden producir por una incorrecta reinserción de la musculatura a superficies óseas o a musculatura antagonista. Se producen sobre todo en cadera y rodilla. La movilización precoz postquirúrgica puede disminuir el riesgo de su aparición. Si no hay mejoría puede estar indicada la liberación quirúrgica (1).

Hematoma

Las medidas que podemos emplear para evitar su aparición son la hemostasia cuidadosa antes del cierre, el uso de un drenaje o redón, y la colocación de vendajes compresivos. El hematoma puede retrasar la cicatrización y ser caldo de cultivo para infección. Solo está indicado el drenaje quirúrgico si compromete la cicatrización o se infecta (5).

Infección

La infección se produce con más frecuencia en amputaciones por problema vascular periférico, especialmente en diabéticos (6). La infección profunda debe ser tratada mediante desbridamiento y antibioterapia según cultivos intraoperatorios. El cierre puede comprometerse por el edema y la retracción de los bordes. Como método, se puede cerrar el tercio medio de la herida para poder seguir desbridando manteniendo longitud y tejido para el cierre final (2).

Edema

Es una complicación frecuente y molesta que podemos evitar mediante vendajes, elevación de la extremidad y movilización precoz. El edema crónico puede provocar hiperplasia verrugosa, que se trata con yesos de contacto total con cambios regulares para acomodar el edema reducido (1).

AMPUTACIONES EN NIÑOS

Las indicaciones más frecuentes de amputación en niños son las deficiencias congénitas de la extremidad, traumatismos (accidente de tráfico o domésticos) o tumores.

Las deficiencias congénitas son la causa más frecuente (60% de los casos). Raramente se indica amputación cuando son en miembro superior, pues incluso apéndices rudimentarios pueden ser funcionalmente útiles. En la extremidad inferior la amputación de un segmento inestable puede permitir una transferencia de carga directa y que el sujeto camine mejor (ejemplo amputación de Syme en la hemimelia peronea) (1).

Los principios quirúrgicos del adulto se pueden emplear teniendo en cuenta el crecimiento remanente del paciente y el crecimiento potencial del muñón de amputación. En niños habrá que intentar preservar la longitud, respetar las fisis más importantes, darle mayor papel y espacio a la desarticulación, preservar la rodilla cuando sea posible y adquirir una porción proximal del miembro estable.

En miembro inferior será más funcional una amputación transtibial alta que una transfemoral distal pues la fisis distal del fémur provoca el 75% del crecimiento femoral, por lo que es una fisis que debemos mantener siempre que sea posible.

La desarticulación proporciona un ajuste protésico que soporta las cargas que el niño hará, con un muñón estable y sin riesgo de sobrecrecimiento excesivo, que se produce por aposición ósea en el extremo del muñón sin relación a la fisis. Además, suele ser puntiagudo. Esto ocurre con más frecuencia en amputaciones por causa traumática. Es más frecuente en niños pequeños en húmero y peroné. Esto puede ocasionar nuevas cirugías en el 27% de las amputaciones. El tratamiento es la resección ósea más que una epifisiodesis, que no se ha mostrado efectiva y está contraindicada. Sí ha sido efectiva la aplicación para taponar en la punta del muñón de injerto óseo procedente del miembro amputado o de cresta iliaca.

En niños las complicaciones son menos frecuentes, tolerando más desajustes técnicos como cierre con tensión. No es habitual la aparición de dolor por sensación de miembro fantasma y los neuromas son poco frecuentes y raramente requieren manejo quirúrgico. Hasta la adolescencia, además, el impacto psicológico suele ser pequeño. La tolerancia y la funcionalidad del niño con las prótesis suele ser muy buena, requiriendo adquirir el control motor a la vez que conocen la prótesis. Con la edad, se irán cambiando por otras más grandes y más sofisticadas (2).

BIBLIOGRAFÍA

1. Shenoy. Essentials of Orthopedics. 2nd edition. New Delhi: Jaypee Brothers; 2014.
2. Terry Canale. Campbell´s Operative Orthopaedics. 12ª edición. Philadelphia: Elsevier Saunders: 2013.
3. Miller Mark. Ortopedia y Traumatología. Revisión sistemática. 5ª edición. Virginia: Elsevier Saunders; 2009.
4. Javad Parvizi. High Yield Orthopaedics. Philadelphia: Elsevier Saunders; 2010.
5. Harry Skinner. Current Essentials Orthopedics. California: McGraw-Hill; 2008.
6. Uysal S et al. Risk factors for amputation in patients with diabetic foot infection: a prospective study. Int Wound J 2017:14;1219-1224.

2.-AMPUTACIONES DE TOBILLO Y PIE

Carlos Quesada Molina, Ana Cendrero Torrado

Hoy en día, persiste cierta incertidumbre a la hora de estimar la prevalencia e incidencia de las amputaciones que se realizan en tobillo y pie, dada la escasez de homogeneidad en el recogimiento y análisis de los datos de los diferentes estudios (1). A pesar del incremento del número de pacientes con diabetes mellitus y su fuerte asociación con la amputación de miembros inferiores, no se ha observado un incremento evidente de la incidencia de las amputaciones que se realizan por debajo del nivel del tobillo (2). Esto es debido a que la mayoría de los estudios sólo incluyen las realizadas a nivel transfemoral o transtibial. También existen numerosos estudios epidemiológicos en relación a las amputaciones parciales de pie que excluyen a los pacientes sometidos a amputaciones de tobillo, despreciando su prevalencia, ya que el 60% de las amputaciones parciales de pie afectan a uno o más tobillos. Por otro lado, en la literatura hay cierta evidencia que señala un

aumento proporcional de las amputaciones realizadas en tobillo y pie en detrimento de las amputaciones transtibiales (3).
Las amputaciones que se realizan a nivel del tobillo y del pie tienen, además, una peculiaridad añadida. El nivel de amputación (figura 1), que va a ser crucial en la rehabilitación postoperatoria y en la puesta en marcha de la ortesis protésica, va a depender de numerosos factores como la afectación vascular periférica, la existencia de relieves óseos o la suficiencia en la cobertura de los tejidos blandos (2, 3). Todo ello, va a ser decisivo a la hora de establecer un nivel más distal en la amputación con la consiguiente ventaja en la restauración de la funcionalidad del miembro inferior intervenido. Hay autores que optan por elegir un nivel de amputación más proximal de manera que se consiga llevar a cabo una cirugía definitiva con una cicatrización adecuada así como un inicio precoz de la rehabilitación, en lugar de recurrir a sucesivos intentos de amputación para salvar la mayor cantidad de extremidad. Sin embargo, las amputaciones parciales del pie siempre se han asociado a un mayor número de ventajas con respecto a las amputaciones mayores: mejor

funcionalidad, menor gasto energético durante la marcha y mejor resultado estético así como menor afectación psicológica (4, 5).

En una revisión sistemática realizada por Dillon y cols. no se halló una diferencia significativa en la calidad de vida de pacientes sometidos a una amputación transtibial frente a los que se sometieron a una amputación parcial del pie (3). Esto es debido en parte a una insuficiente evidencia publicada actualmente.
En otra revisión publicada en 2017 (6) se ha puesto de manifiesto un mayor índice de reamputación así como de complicaciones en la cicatrización tras una amputación parcial del pie si se comparan con los resultados de la amputación transtibial (6, 7). Por su parte, esta última está relacionada con mayor mortalidad, debido en parte a que es requerida cuando la enfermedad sistémica se encuentra en estadios más avanzados. También se evidenciaron similitudes en cuanto a la movilidad y calidad de vida en ambos tipos de amputaciones.

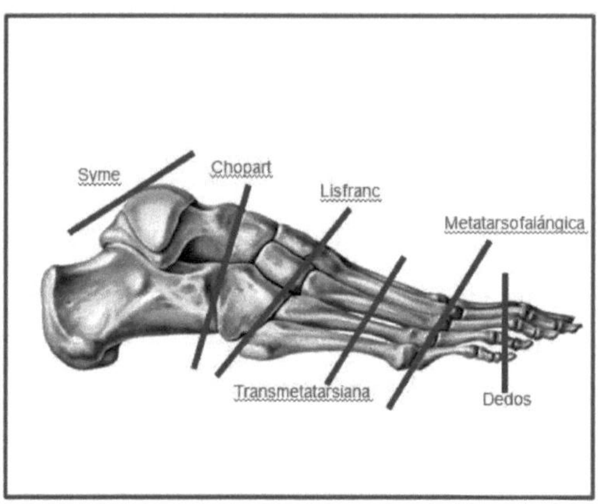

Figura 1. Niveles de amputación parcial del pie

Aunque el índice de morbilidad y amputación de la extremidad inferior ha descendido un 50% entre la población diabética debido al cuidado y prevención de las lesiones en el pie, continúa constituyendo un problema sanitario importante. Se estima una prevalencia entre 5% y 15%, pero al cabo de tres años una nueva reamputación será necesaria entre el 30% y 60% de los casos

(8). Se han llevado a cabo múltiples métodos a la hora de determinar el nivel óptimo de amputación, empleando además de la exploración física, pruebas de imagen como la ecografía Doppler, arteriografía y RMN. Sin embargo, en el caso de las infecciones, los signos radiológicos de la osteomielitis están ausentes en una fase precoz, por lo que muchas veces se requiere de una nueva intervención quirúrgica sobre el muñón (9). Resulta de vital importancia una estrategia más agresiva en la valoración preoperatoria inicial de cara a reducir la incidencia de las sucesivas amputaciones que se puedan llevar a cabo sobre una misma extremidad ya intervenida. Parece que el empleo de la gammagrafía (figura 2) aumenta la especificidad a la hora de establecer el nivel de osteomielitis (8, 10).

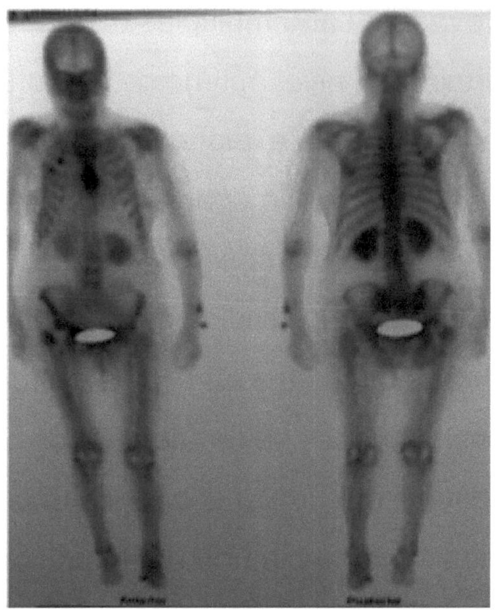

Figura 2. Valoración preoperatoria mediante gammagrafía.

Así, el nivel de amputación parece un aspecto crucial en la toma de decisiones del médico en tanto que puede determinar la vida futura del paciente.

Las causas más importantes de amputación en tobillo y pie se resumen en los siguientes puntos:

1. Diabetes
2. Vasculopatía periférica
3. Traumatismo
4. Osteomielitis
5. Tumores
6. Malformaciones congénitas

A continuación, se detallan los diferentes niveles de amputación de tobillo y pie, comenzando por la que se practica a los dedos, y terminando con el realizado a un nivel más proximal, la desarticulación del tobillo.

AMPUTACIÓN TERMINAL DE SYME

La amputación del extremo distal del dedo y de la uña del primer dedo es un procedimiento eficaz en casos de ulceración u osteomielitis persistente, pero también cuando se ha producido una deformidad grave postraumática. Extrayendo la placa ungueal y, preferiblemente, a través de una incisión elíptica en la piel, se realiza la resección de la matriz ungueal y la osteotomía de la falange distal afectada.

Actualmente existe evidencia en cuanto a los beneficios que conlleva la preservación parcial del primer dedo con este procedimiento, asociado a un bajo índice de reamputación (11). Por su parte, la desarticulación metatarsofalángica del primer dedo está vinculado a un mayor número de reintervenciones quirúrgicas.

Un cierre primario de la herida es posible cuando dicha osteomielitis está circunscrita a la falange distal. Un factor importante a la hora de tener éxito en la cobertura de la herida de cara a evitar su dehiscencia es la adecuada tensión de los tejidos blandos en el cierre.

El hecho de preservar las inserciones tisulares en la base de la falange proximal nos evita mayores alteraciones biomecánicas en la marcha así como retracciones en la articulación metatarsofalángica, manteniendo su función la fascia plantar y el flexor corto de los dedos. Esto se traduce en un descenso de cualquier exceso de presión que se produciría con la resección del hallux, causante de una posible recidiva de la ulceración. Incluso la amputación del primer dedo del pie a través de la base de la falange proximal es preferible a la desarticulación metatarsofalángica, debido a su contribución a la carga del antepié.

Boffeli y cols. (12) describieron la técnica quirúrgica de la amputación terminal de Syme con cierre mediante colgajo plantar (figura 3). Entre los resultados obtenidos destaca un bajo índice de complicaciones en la herida quirúrgica (12,5%), con un óptimo resultado en la cicatrización así como el resultado de un muñón funcional para la marcha.

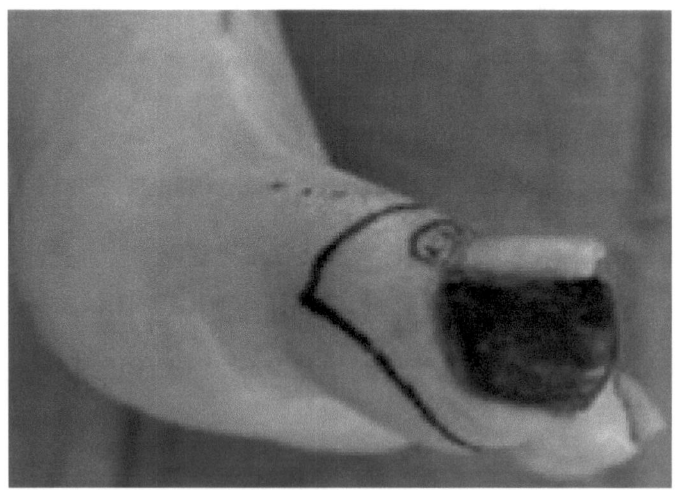

Figura 3. Diseño de la amputación con cierre mediante colgajo plantar de una gangrena del extremo distal del primer dedo.

DESARTICULACIÓN METATARSOFALÁNGICA DEL PRIMER DEDO

Existen numerosas causan que pueden llevar a un cirujano a realizar la amputación a este nivel. Zhou y cols. (13) describieron el caso de un paciente que se vio sometido a una desarticulación metatarsofalángica del hallux por el padecimiento de un tofo gotoso gigante con invasión cutánea. Dentro de la técnica quirúrgica hay que tener en cuenta una serie de aspectos:

- No es necesario resecar el cartílago de la cabeza de primer metatarsiano.

- Tras la escisión de la falange proximal se debe comprobar el estado del complejo de los sesamoideos.

- Como ocurre en el resto de amputaciones del pie, la tensión en el cierre de la herida adquiere gran importancia de cara a evitar la dehiscencia de la misma. Con la evolución, es frecuente la aparición de zonas de presión que pueden desembocar en ulceraciones, sobre todo en un pie neuropático. La zona de los sesamoideos puede conllevar un aumento de la carga a ese nivel, por lo que no es infrecuente que, acompañando a la desarticulación metatarsofalángica, se realice el gesto quirúrgico de una sesamoidectomía.

Por otro lado, la ausencia del hallux hace que la desviación progresiva en varo y la hiperextensión del segundo dedo sea una complicación a largo plazo a considerar. Esto generará un aumento de la presión en las articulaciones interfalángicas.

AMPUTACIÓN DE LOS DEDOS MENORES

La amputación o desarticulación de los dedos diferentes al primero no genera una gran alteración funcional en la marcha. Se trata de una técnica quirúrgica relativamente sencilla que puede resultar muy efectiva a la hora de frenar la propagación de un proceso isquémico o infeccioso distal circunscrito al resto del pie. Puede llevarse a cabo una amputación parcial de un dedo realizando una osteotomía a través de la base de la falange con la consiguiente ventaja biomecánica, aunque en menor medida que si se realiza en el caso de la amputación del hallux. Asimismo, dicho procedimiento evitaría la migración del resto de dedos que ocurre para intentar ocupar el espacio que ha dejado el dedo amputado. Sin embargo, la conservación de la articulación metatarsofalángica puede degenerar en una contractura en hiperextensión de la misma resultando en una elevación del dedo parcialmente amputado. Como ocurre en las amputaciones a cualquier nivel del pie, la valoración vascular preoperatoria es importante, pudiendo optimizarse el estado vascular mediante medicamentos o técnicas intervencionistas. El riesgo de ocurrir un trastorno en la cicatrización puede ascender hasta el 50% y la necesidad de una amputación mayor a posteriori, un 15% (14).

La amputación del dedo se ve contraindicada cuando se desconoce el estado vascular.

Rara vez es necesario el empleo de un calzado o dispositivo ortopédico después de la amputación aislada de un dedo. Sin embargo, sí puede ser de gran ayuda en el período postoperatorio con el objetivo de preservar la correcta cicatrización de la herida. También puede resultar útil el uso de separadores de silicona como prevención para la migración de los dedos al hueco amputado del antepié (15).

Para el cierre se suelen emplear los colgajos en boca de pez latero-lateral o medio-lateral y dorso-plantar, pero también la incisión en raqueta (figura 4).

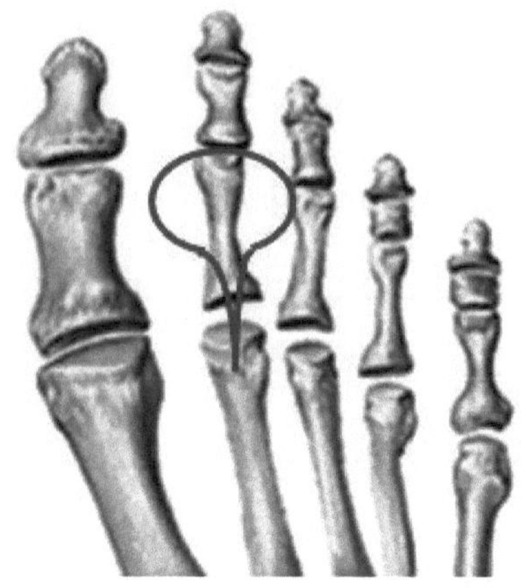

Figura 4. Colgajo en raqueta.

AMPUTACIÓN DEL RADIO DEL ANTEPIÉ

Después de la que se realiza a nivel de los dedos, esta amputación es la más frecuente que se lleva a cabo en el pie. Consiste en la resección de un dedo con la totalidad o parte de su metatarsiano. La extirpación del primer y quinto radio mediante un abordaje medial o lateral, respectivamente, es el procedimiento más sencillo dentro de este grupo. Es beneficiosa la reinserción del tendón tibial anterior en caso de una resección que incluya la base del primer metatarsiano, como ocurre con el peroneo corto en la amputación de la base del quinto metatarsiano. Por su parte, la amputación de los radios centrales, que es menos frecuente, tiene la dificultad añadida de la movilidad restringida del colgajo para rellenar el defecto, así como la posible migración de los dedos vecinos. En general, la amputación del primer radio tiene resultados menos satisfactorios que la realizada en el lado lateral del antepié, debido a la alteración de la marcha con la consiguiente transferencia de presión al resto de metatarsianos. Una alteración importante tras la amputación del primer radio sería la pérdida del soporte de la columna medial y el desarrollo de un pie plano valgo (16). En los casos de ulceraciones por transferencia de carga, se puede recurrir a una amputación transmetatarsiana como cirugía de rescate. Así, el índice de reamputación con este procedimiento es alto, situándose en torno al 42,4% (17). En un estudio llevado a cabo por Borg y cols. (18) se realizó una comparación de la distribución de presiones en pacientes diabéticos con amputación del primer radio y con el antepié intacto. En los resultados de los análisis se observó un aumento significativo de la máxima presión plantar entre el segundo y cuarto metatarsiano dentro del primer grupo de pacientes, así como un aumento del tiempo durante el cual se aplica dicha presión. Asimismo, en un estudio de casos y controles publicado por Aprile y cols. (19) se ha observado dentro de la población de diabéticos sometidos a la amputación del primer radio una alteración de la marcha tales como una disminución de la velocidad y un menor rango de movimiento, un empeoramiento del dolor neuropático y un descenso de la calidad de vida.

Una complicación temida dentro de las amputaciones del radio del pie y que se da principalmente en un pie diabético con alteraciones neuropáticas es el desarrollo de un pie de Charcot. Para evitar la desestructuración del mediopié, se puede realizar la resección preservando las cabezas metatarsianas.

AMPUTACIÓN TRANSMETATARSIANA

Para realizar dicha amputación se practica una incisión curvilínea desde medial a lateral, teniendo en cuenta la longitud de los metatarsianos y preservando un colgajo plantar más largo. Los tendones se resecan hasta el borde proximal de la incisión y los huesos se escinden de dorsal a plantar y de distal a proximal, para evitar ulceraciones en la carga con el corte de la osteotomía. Cada metatarsiano debe ser 2 mm más largo que su vecino lateral. Finalmente se lleva a cabo el alargamiento del tendón de Aquiles o del gastrocnemio como prevención de las úlceras diabéticas y una inmovilización con férula de yeso.

Actualmente, no se encuentran publicados en la literatura resultados significativos a la hora de comparar las amputaciones menores y las realizadas a través de los metatarsianos que lleven a facilitar la toma de decisiones.

En una revisión sistemática publicada por Jakob y cols. (20) se estimó la incidencia de reintervención tras la amputación transmetatarsiana en un 24,43% mientras que la reamputación, un 28,37%. Este estudio también reveló que cerca de un tercio de los pacientes necesitarían una amputación mayor a posteriori.

El objetivo de mantener siempre la mayor longitud de miembro a veces resulta complicado debido al estado deficitario de las partes blandas, que es muy frecuente en los traumatismos y en la diabetes. A pesar de que una amputación a un nivel más proximal consigue un cierre primario de la herida, deja un miembro inferior menos funcional. La amputación transmetatarsiana tiene la ventaja de preservar una plataforma de apoyo, pero puede verse dificultada por una escasa cobertura de tejidos blandos circundantes. En este sentido, el empleo de un colgajo libre (figura 5) puede ser útil a la hora de preservar la mayor cantidad de longitud del miembro, consiguiendo una cobertura estable con unos buenos resultados funcionales y una óptima adaptación protésica (21).

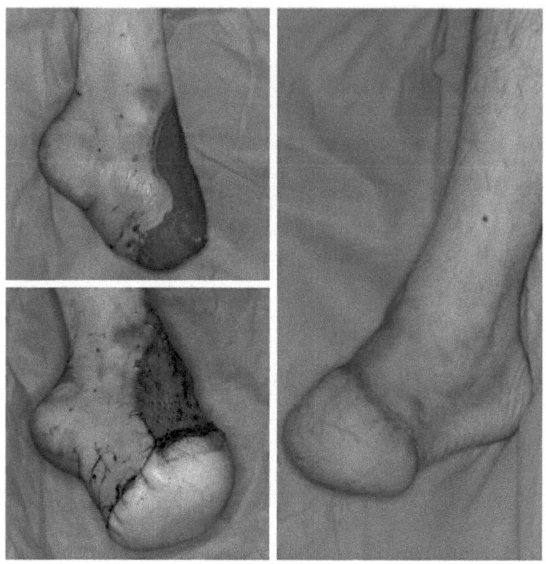

Figura 5. Ilustración reproducida de Free-Flap Transfer for Coverage of Transmetatarsal Amputation Stump to Preserve Residual Foot Length (2017). Caso de paciente con gangrena diabética sometida a una amputación transmetatarsiana con cobertura mediante colgajo libre anterolateral de muslo.

AMPUTACIÓN DE LISFRANC

La amputación de Lisfranc siempre ha estado asociada a un alto índice de fallos debido al desbalance tendinoso que ocurre y al resultado de una posición anómala del muñón. Sin embargo, se trata de un acto quirúrgico útil en casos de infección, enfermedad arterial periférica, traumatismo o neoplasia, cuando la amputación transmetatarsiana no es posible. Se trata de una desarticulación tarsometatarsiana cuya técnica quirúrgica es similar a la de la amputación transmetatarsiana. Al igual que ocurría en ésta, el alargamiento sistemático del tendón de Aquiles o del gastrocnemio reduce significativamente el riesgo de ulceración cuando existen alteraciones neuropáticas (22). También la reinserción tendinosa del tibial anterior y peroneo corto, además del peroneo largo y el extensor largo del hallux, serán esenciales para prevenir complicaciones futuras. La incisión debe ser tal que permita el desarrollo adecuado de dos colgajos, plantar y dorsal. Se comienza medialmente a la altura de la primera cuña, extendiéndose por el eje del primer metatarsiano, para luego terminar a la altura del cuboides, discurriendo previamente por el eje del quinto metatarsiano. Previamente a realizar la resección a nivel de la articulación de Lisfranc, es necesario llevar a cabo diversas transferencias tendinosas para conseguir un apropiado resultado biomecánico (23, 24). Primero, el tendón del tibial anterior debe ser resecado en su unión a la base del primer metatarsiano, preservando su inserción a nivel de la primera cuña. El tendón del peroneo largo será entonces tunelizado a través del cuboides, así como el extensor largo del hallux será anclado también a este hueso (figura 6). El tendón del peroneo corto será anastomosado al peroneo largo y asegurado al periostio del cuboides. Finalmente, el avance del colgajo plantar debe permitir su uso como almohadillado graso, y la resección del gastrocnemio será seguida de una inmovilización con férula de yeso en una posición neutra. La descarga inicial permite la cicatrización correcta de la herida, siendo permitida la carga parcial progresiva a partir de la sexta semana. De esta manera, se piensa que el gran número de fallos asociado a este nivel de amputación hallado en la literatura puede estar relacionado con la incomprensión de la biomecánica del pie y a la necesidad de realizar un balance tendinoso para mitigar el incremento de fuerzas durante la marcha.

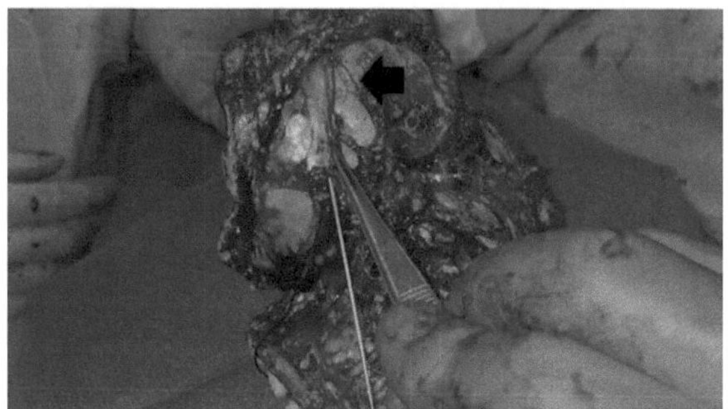

Figura 6. Ilustración reproducida de The Lisfranc amputation: a more reliable level of amputation with proper intraoperative tendon balancing (2017). Transferencia del extensor largo del hallux al cuboides.

AMPUTACIÓN DE CHOPART

Se trata de una desarticulación que se lleva a cabo a nivel de la articulación que le da dicho nombre, y que es combinación de las articulaciones astrágaloescafoidea y calcáneocuboidea. Aunque ha sido una de las primeras amputaciones de pie en realizarse, este nivel de amputación presenta indicaciones limitadas, ya que no es infrecuente que el escaso margen de piel sana nos obligue a llevar a cabo la amputación a un nivel más próximo. Además, durante un largo tiempo cayó en desuso por las graves deformidades del pie intervenido que se sucedían con las consiguientes ulceraciones. Fue en los años veinte cuando se empezaron a adjuntar diversas técnicas de balance muscular a la amputación de Chopart (25). Como se viene indicando en los anteriores procedimientos descritos, en la amputación de Chopart son imprescindibles diversos actos dentro de la cirugía. El desarrollo de importantes colgajos, plantar y dorsal, deberá tener la longitud necesaria para cubrir la sección transversa amplia que tiene esta amputación. Una vez seccionados y retraídos los tendones extensores largos de los dedos, se realiza la escisión a nivel de la articulación de Chopart, liberando, para ello, los ligamentos dorsales y plantares. Una de las complicaciones a largo plazo más frecuentes es el desarrollo de una contractura en equino (26), bien por un desbalance muscular o una tracción excesiva. Para ello, es importante la resección completa del tendón de Aquiles y la reinserción tendinosa al cuello del astrágalo y al proceso anterior del calcáneo del tibial anterior y del peroneo corto, respectivamente.

Una vez más, una retirada tardía de las suturas y una demora en la carga más allá de la sexta semana será primordial para evitar la dehiscencia de la herida y promover una buena cicatrización.

En contraposición a las amputaciones más proximales, en la desarticulación de Chopart es posible el empleo de una ortesis tobillo-pie con una plantilla con relleno moldeado en el zapato para la carga. En una revisión sistemática realizada por Schade y cols. (26) se observó una buena funcionalidad de la extremidad inferior sometida a una amputación de Chopart cuando se empleaba un dispositivo protésico de alto perfil correctamente ajustado para la deambulación. Faglia y cols. (27) llevaron a cabo un estudio retrospectivo para valorar los resultados de una amputación de Chopart entre población diabética. Se observó que el riesgo medio de precisar una amputación mayor a posteriori era del 28%. Entre las que se llevaron a cabo de forma urgente, se encontró como causa la insuficiencia de la amputación de Chopart en la erradicación de la infección. Una explicación podría ser que en numerosas ocasiones se realiza esta amputación parcial del pie en un intento de salvar la extremidad cuando las lesiones son tan severas que una amputación por encima del tobillo podría ser la primera opción. Por lo que, dada la severidad de las lesiones, el riesgo de padecer luego una amputación mayor es necesariamente alto, y esto es una cuestión sobre la que el paciente debe ser advertido.

AMPUTACIÓN DE SYME

La introducción de la desarticulación de tobillo como medida de salvamento de la extremidad consiguió reducir la tasa de mortalidad elevada que presentaba la amputación por debajo de la rodilla, en una era anterior a la antisepsia. Fue descrita por primera vez por el cirujano escocés James Syme en 1843 (28). Se trata de una desarticulación a través de la tibia distal con resección de ambos maléolos a nivel de la superficie articular de la misma. Se realiza la incisión dorsal a través de la línea que une dos puntos que se sitúan 1cm más distal e inferior a ambos maléolos. Un punto crucial en la intervención es el control del paquete neurovascular medial. Las ramas de la arteria tibial posterior son las encargadas de la vascularización de la almohadilla del talón que, en este caso, nos servirá de apoyo de la prótesis. Dicha disrupción vascular será la responsable de un fracaso precoz debido a la incorrecta cicatrización primaria de la herida. Finalmente, se procede al cierre de la herida con sutura no absorbible. En este punto debemos evitar la movilidad excesiva del muñón, bien resecando mayor cantidad de tejidos blandos del borde distal como estabilizando el muñón mediante su sutura al borde anterior de la tibia. En la literatura siempre se ha hecho patente la dificultad en el ajuste del dispositivo protésico a un muñón tan amplio como lo supone el hecho de realizar la resección a nivel de la tibia distal. También ha supuesto una complicación importante la movilidad del muñón y la aparición de áreas de presión a nivel de la tibia o del peroné. Esta amputación cuenta con la ventaja de preservar una mayor longitud de la extremidad residual que las amputaciones transtibiales, lo que se traduce en un menor gasto energético y en una velocidad mayor durante la marcha (29). No precisa tampoco de un programa complejo de rehabilitación ni de un entrenamiento específico por parte del paciente. Además, permite el apoyo del muñón sobre la almohadilla del talón, muy resistente para la carga.

Como normal general, se han observado unos índices de funcionalidad y movilidad óptimos a largo plazo tras la amputación de Syme, así como una reducción de las complicaciones operatorias que se dan en la amputación transtibial (30). Por su parte, la amputación de Pirogoff es una variante en la que parte del calcáneo se conserva. Tras la escisión del astrágalo, se realiza una osteotomía del calcáneo de forma que se pueda realizar a posteriori una artrodesis tibiocalcánea (figura 7).

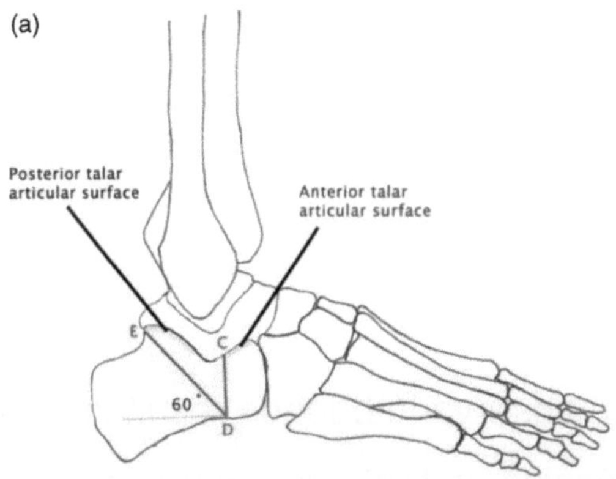

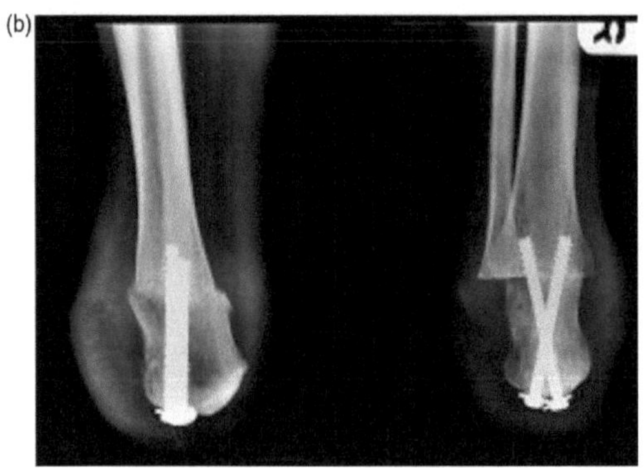

Figura 7. Ilustración reproducida de The modified Pirogoff's amputation in treating diabetic foot infections: surgical technique and case series. a) Imagen lateral del pie mostrando las líneas de osteotomía del calcáneo. b) Proyección radiográfica AP y lateral de un pie a los 3 meses de la intervención mostrando la artrodesis tibiocalcánea.

1. Se han observado buenos resultados con esta técnica en tanto que ayuda a estabilizar el muñón con la artrodesis tibiocalcánea, disminuye la discrepancia en

la longitud de los miembros inferiores y, puesto que no requiere la disección del calcáneo, disminuye la desvascularización del colgajo plantar (31).

BIBLIOGRAFÍA

1. A systematic review describing incidence rate and prevalence of dysvascular partial footamputation; how both have changed over time and compare to transtibial amputation. Dillon MP, Quigley M, Fatone S. Syst Rev. 2017;21;6(1):230.

2. Quality of life in persons with partial foot or transtibial am putation: A systematic review. Quigley M, Dillon MP. Prosthet Orthot Int. 2016;40(1):18-30.

3. Dillon MP, Kohler F, Peeva V. Incidence of lower limb amputation in Australian hospitals from 2000 to 2010. Prosthetics Orthot Int. 2014;38(2):122–32

4.. Dudkiewicz I, Schwarz O, Heim M, et al. Trans-metatarsal amputation in patients with a diabetic foot: reviewing 10 years experience. Foot. 2009; 19: 201–204.

5. Imam U, Elsawy A and Balbaa A. Functional outcome and complications of partial foot amputations in diabetics. Egypt J Surg. 2007;26: 106–114.

6. Dillon MP, Quigley M, Fatone S. Outcomes of dysvascular partial foot amputation and how these compare to transtibial amputation: a systematic review for the development of shared decision-making resources. Syst Rev. 2017;14;6(1):54.

7. Landry G, Silverman D, Liem T, Mitchell E, Moneta G. Predictors of healing and functional

outcome following transmetatarsal amputations. Arch Surg. 2011;146(9):1005–9.

8. Baykal YB, Yaman E, Burc H, Yorgancigil H, Atay T, Yıldız M. Is scintigraphy a guideline method in determining amputation levels in diabetic foot?. J Am Podiatr Med Assoc. 2014;104(3):227-32.

9. Ramsssey SD, Newton K, Blough D et al. Incidence, outcomes, and cost of foot ulcers in patients with diabetes. Diabetes Care. 1999;22: 382.

10. Sadic M, Atilgan HI, Baskin A, Cinar A, Koca G, Demirel K, Comak A, Ozyurt S, Yildirim S, Korkmaz M. Scintigraphic evaluation of the stump region after extremity amputation and the effect of scintigraphy on treatment.. J Clin Med Res. 2016;8(3):225-30.

11. OliverNG, AttingerCE, SteinbergJS, EvansKK, ViewegerD, KimPJ. Influence of hallux rigidus on reamputation in patients with diabetes mellitus after partial hallux amputation. J Foot Ankle Surg. 2014;54:1076–1080.

12. Boffeli TJ, Goss MS.
Distal Syme hallux amputation for tip of toe wounds and gangrene complicated by osteomyelitis of the distal phalanx: surgical technique and outcome in consecutive cases. J Foot Ankle Surg. 2018;57(3):456-461.

13. Zhou C, Xue C, Yang B, Wang W, Xu Y, Huang F, Wang Y. Amputation of the first metatarsophalangeal joint due to a giant gouty tophi: A case report. Medicine (Baltimore). 2017;96(43).

14. Baumgartner R. Forefoot and midfoot amputations. Oper Orthop Traumatol. 2011;23:254–264.

15. Roll C, Forray M, Kinner B. Amputation and exarticulation of the lesser toes. Oper Orthop Traumatol. 2016;28(5):345-51.

16. Paola L, Faglia E, Caminiti M. Ulcer recurrence following first ray amputation in diabetic patients: a cohort prospective study. Diabetes Care. 2003;26:1874.

17. Borkosky S, Roukis T. Incidence of repeat amputation after partial first ray amputation associated with diabetes mellitus and peripheral neuropathy: an 11-year review. J Foot Ankle Surg. 2013;52:335.

18. Borg I, Mizzi S, Formosa C. Plantar pressure distribution in patients with diabetic peripheral neuropathy and a first-ray

amputation. J Am Podiatr Med Assoc. 2018;108(3):225-230.

19. Aprile I, Galli M, Pitocco D, Di Sipio E, Simbolotti C, Germanotta M, Bordieri C, Padua L, Ferrarin M. Does first ray amputation in diabetic patients in fluence gait and quality of life? J Foot Ankle Surg. 2018;57(1):44-51.

20. Thorud JC, Jupiter DC, Lorenzana J, Nguyen TT, Shibuya N. Reoperation and reamputation after transmeta tarsal amputation: a systematic review and meta-analysis. J Foot Ankle Surg. 2016;55(5):1007-12.

21. Hahn HM, Jeong KS, Park MC, Park DH, Lee IJ. Free-Flap transfer for coverage of transmetatarsal amputation stump to preserve

residual foot length. Int J Low Extrem Wounds. 2017;16(1):60-65.

22. Mueller MJ, Sinacore DR, Hastings MK, et al. Effect of Achilles tendón lengthening on neuropathic plantar ulcers. A randomized clinical trial. J Bone Joint Surg Am 2003;85:1436-1445.

23. Greene CJ, Bibbo C. The Lisfranc amputation: a more reliable level of amputation with proper intraoperative tendon balancing. J Foot Ankle Surg. 2017;56(4):824-826.

24. Boffeli TJ, Waverly BJ. Medial and lateral plantar artery angiosome rotational flaps for transmetatarsal and Lisfranc amputation in patients with compromised plantar tissue. J Foot Ankle Surg. 2016;55(2):351-61.

25. Armstrong DG, Claxton MJ. Addressing tendon balancing concerns in diabetic patients. Podiatry Today. 2003;16:63-70.

26. Schade VL, Roukis TS, Yan JL. Factors associated with successful Chopart amputation in patients with diabetes: a systematic review. Foot Ankle Spec. 2010;3(5):278-84.

27. Faglia E, Clerici G, Frykberg R, et al. Outcomes of Chopart amputation in a tertiary referral diabetic foot clinic: data from a consecutive series of 83 hospitalized patients. J Foot Ankle Surg. 2016;55(2):230-4.

28. Syme J. Amputation at the ankle joint. J Med Sci. 1843;2:93.

29. Waters RL, Perry J, Antonelli D, et al. Energy cost of walking of amputees: the influence of

level of amputation. J Bone Joint Surg Am 1976;58:42-46.

30. Finkler ES, Marchwiany DA, Schiff AP, Pinzur MS. Long-term outcomes following Syme's amputation. Foot Ankle Int. 2017;38(7):732-735.
31. Nather A, Wong KL, Lim AS, et al. The modified Pirogoff's amputation in treating diabetic foot infections: surgical technique and case series. Diabet Foot Ankle. 2014;5.

3.- AMPUTACIONES TRANSTIBIALES

María Luque Valenzuela, Andrés Sanchez Aguilera, Ana Cendrero Torrado

La amputación por debajo de la rodilla o transtibial es la amputación más utilizada. Presenta la ventaja de conservar la rodilla del paciente, permitiendo que el brazo de palanca sea suficiente para mantener la fuerza adecuada que permita recuperar la marcha, la vascularización suficiente para que cicatricen los tejidos y las partes blandas adecuadas para conseguir un muñón que almohadille adecuadamente el extremo óseo y permita una óptima fijación a la prótesis (1,2). La longitud del muñón dependerá inicialmente de la patología que se trata (extensión de una infección, nivel de una fractura, márgenes libres en cirugía tumoral,…).

Figura 1 Clasificación de las amputaciones según el nivel de corte. Imagen reproducida de Campbell's Operative Orthopaedics 12th Edition

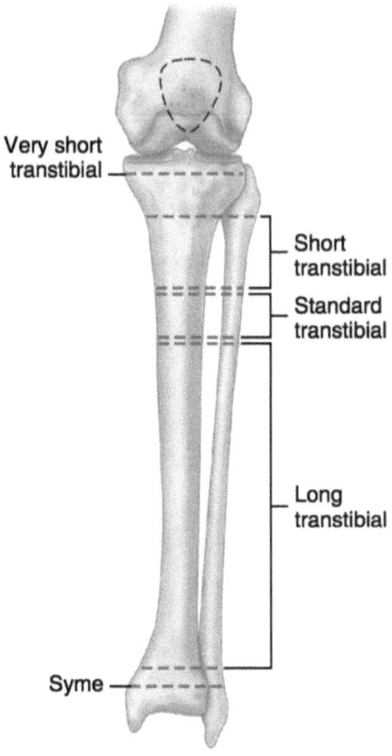

Dependiendo del nivel de amputación, se distingue entre:

- Amputación transtibial corta
- Amputación transtibial estándar: la longitud del muñón se encuentra entre 12,5 y 17,5cm, dependiendo de la altura del individuo (como regla general se dejan 2,5cm de tibia por cada 30 cm de altura del paciente)
- Amputación transtibial larga

Otra variable a tener en cuenta es si la amputación se realiza por patología isquémica o no.

En miembros con vascularización normal se pueden utiliza técnicas de estabilización muscular como la miodesis (suturar el músculo al hueso) o mioplastia (suturar grupos musculares agonistas con sus antagonistas o con la fascia) y colgajos e injertos según se requieran. En paciente con patología isquémica hay que tener en cuenta que la miodesis está contraindicada ya que se compromete aún más la circulación precaria existente. Además se prefiere cubrir el muñón con un colgajo musculocutáneo posterior largo y anterior corto, ya que la parte posterior suele ser la mejor vascularizada y presenta mejora tasa de cicatrización.

TÉCNICA

El paciente se coloca en decúbito supino, asegurándonos que tanto los brazos como la cabeza y el cuello se encuentran en una postura cómoda. Es recomendable poner una almohadilla debajo del glúteo para que la pierna a intervenir quede en rotación interna. El manguito de isquemia se sitúa en el muslo, utilizando una presión de 250-350mmHg en función de la tensión arterial del paciente. A continuación se realiza el lavado quirúrgico de la pierna completa. Se recomienda dibujar la incisión a realizar antes de comenzar. En la línea media, sobre la cresta tibial, se realiza una marca según la longitud calculada, midiendo desde la línea articular. Desde este punto se dibujan los colgajos cutáneos anterior y posterior en “boca de pez”, con una longitud equivalente a la mitad del diámetro anteroposterior del nivel de sección. Sobre el esquema dibujado, comenzar la incisión anterior, marcando el periostio de la cresta tibial anterior con el bisturí en el nivel de corte seleccionado.

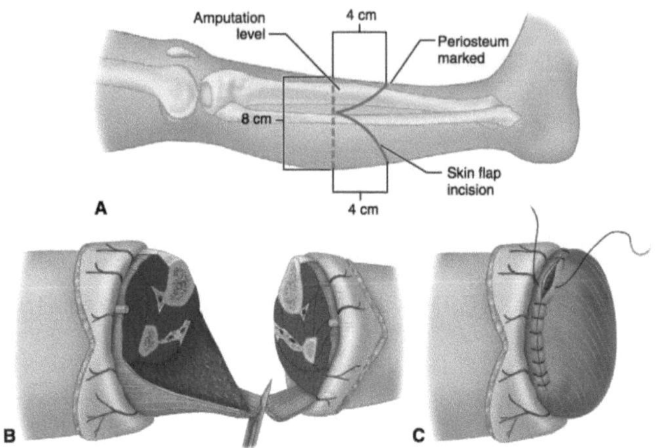

Figura 2: Esquema para la realización de amputación con flaps simétricos. Imagen reproducida de Campbell's Operative Orthopaedics 12th Edition

Se profundiza el corte hasta la fascia profunda, intentando hacer un flap único y se desperiostiza la parte anteromedial de la tibia hasta el nivel de corte elegido. La musculatura se suele cortar unos centímetros más caudal de la marca hecha, ya que tiene a retraerse. Además, en el compartimento anterior se debe buscar y aislar el paquete vasculonervioso tibial anterior para ligarlo y seccionarlo lo más proximal posible.

El nervio peroneo superficial debe ser identificado entre el músculo peroneo corto y el extensor común de los dedos. Una vez ubicado, se aisla y se tracciona distalmente para seccionarlo lo más proximal posible, de manera que no se produzca un neuroma doloroso en la zona del muñón. Algunos autores recomiendan infiltrar los nervios con Lidocaína al 1% previamente para reducir la incidencia de neuromas.

A continuación, la tibia se secciona biselada, empezando 1,9cm proximal a la marca realizada y se prosigue hacia distal. El peroné se corta 1,5cm proximal al corte de la tibia. Traccionando de la parte distal se deja al descubierto el compartimento posterior de la pierna. En él se encuentra el paquete vasculonervioso tibial posterior y los nervios peroneos que igualmente deben ser ligados y seccionados mientras se realiza tracción distal con el objetivo de que queden lo más retraidos en el interior del muñón. La masa gemelar se corta de manera que quede tejido suficiente para almohadillar el muñón. Es fundamental asegurarse que los extremos óseos quedan redondeados. Una vez finalizado se lava con suero salino abundantemente y se suelta el torniquete. Se hace hemostasia coagulando todos los puntos sangrantes y nos aseguramos que los principales paquetes están correctamente ligados. Para cerrar, se avanza la masa gemelar y se sutura a la fascia anterior. Se recomienda dejar un drenaje para evitar que se forme un gran hematoma, que puede sacarse 10-14cm proximal a la herida (3,4).

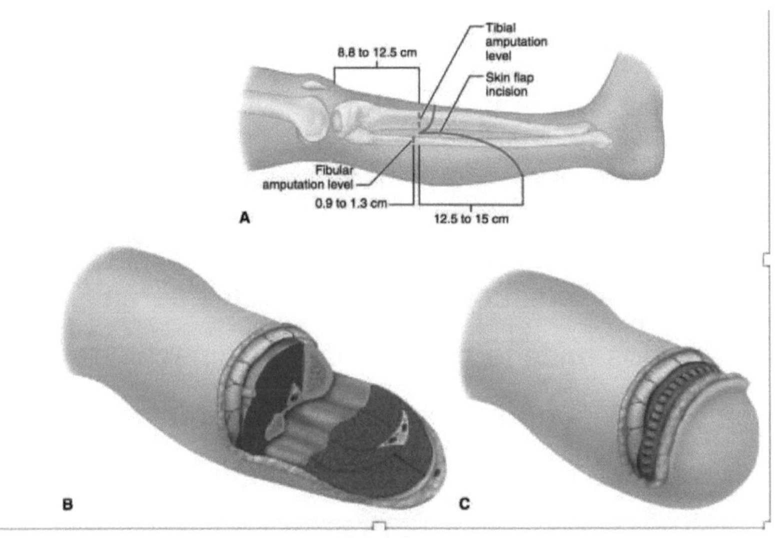

Ilustración 3 Esquema sobre la técnica para amputación transtibial con flap posterior. Imagen reproducida de Campbell's Operative Orthopaedics 12th Edition

Los flaps cutáneos anterior y posterior se suturan sin tensión con sutura no reabsorbible o grapas. Finalmente se realiza el vendaje del muñón en forma de X, pasando la venda por ambas esquinas, para evitar la formación de "orejas de perro".

Si el postoperatorio transcurre sin incidencias, se recomienda retirar el drenaje y realizar la primera cura en 48hrs. Los puntos o agrafes serán retirados en la tercera semana. En pacientes en los que la amputación se realiza por infección o sepsis, se recomienda cerrar el muñón con puntos aproximación y realizar un second-look en 24-28 horas (5,6).

COMPLICACIONES

La amputación transtibial no es una cirugía exenta de riesgos. Según estudios recientes, la mortalidad dentro del primer mes postoperatorio se encuentra en torno al 5%. Además, existe un 9,6% de casos en los que hay que reintervenir al paciente. La tasa de complicaciones mayores es del 12, 8%, encontrado entre ellas fracaso cardíaco, intubación inesperada, sepsis, infección profunda y dehiscencia de la herida. Entre las complicaciones menores más frecuentes se encuentran la infección superficial de la herida, la neumonía y la infección del tracto urinario (7,8). Menos del 50% de los pacientes con amputaciones mayores de miembro inferior consiguen volver a caminar. Factores de riesgo que se han relacionado con peores resultados funcionales son la obesidad, la inactividad física, la demencia, el fallo renal crónico y la edad avanzada. Los pacientes con menos de 50 años con amputaciones traumáticas son los que con mayor frecuencia y más rápidamente consiguen deambular tras la cirugía (9).

BIBLIOGRAFÍA

1. Roger VL, Go AS, Lloyd-Jones DM, Adams R, Berry J, Brown T, et al. Heart disease and stroke statistics–2011 update: a report from the American Heart Association. Circulation 2011;123(4):e18, doi:http://dx.doi.org/10.1161/CIR.0b013e3182009701.

2. Aulivola B. Major Lower extremity amputation. Arch Surg 2004;139:395
3. Campbell's Operative Orthopaedics 12th Edition. Chapter 16.
4. Gottschalk F. Transfemoral amputation. Biomechanics and surgery. Clin Orthop Relat Res 1999:15-22

5. Tisi PV, Than MM. Type of incision for below knee amputation. Cochrane Database Syst Rev. 2014 8;(4):CD003749.
6. Persson BM. Sagittal incision for below-knee amputation in ischaemic gangrene. J Bone Joint Surg Br 1974;56:110-4
7. Ciufo DJ, Thirukumaran CP, Marchese R, Oh I. Risk factors for reoperation, readmission, and early complications after below knee amputation. Injury. 2018 30;
8. Hickson LJ, Rule AD, Thorsteinsdottir B, Shields RC, Porter IE, Fleming MD, et al. Predictors of early mortality and readmissions among dialysis patients undergoing lower extremity amputation. J Vasc Surg. 2018 Nov;68(5):1505–16.
9. Chopra A, Azarbal AF, Jung E, Abraham CZ, Liem TK, Landry GJ, et al. Ambulation and

functional outcome after major lower extremity amputation. J Vasc Surg. 2018;67(5):1521–9.

4.-DESARTICULACIÓN DE RODILLA. AMPUTACIÓN FEMORAL.

DESARTICULACIÓN DE RODILLA

Ana Cendrero Torrado, David Peris Puchol

La desarticulación de rodilla representa menos del 2% de las amputaciones de miembro inferior realizadas en Estados Unidos anualmente. Aunque la desarticulación de rodilla se describió inicialmente como una técnica muy eficaz, a lo largo de la historia ha sido un nivel de amputación controvertido. Cuando se realizó por primera vez en el siglo XIX, las ventajas de la desarticulación de rodilla frente a la amputación transósea era que ésta podía realizarse con mayor rapidez, disminuyendo el número de infecciones y hemorragias (8). Sin embargo, la forma bulbosa del muñón, la menor adaptabilidad a la prótesis y el hecho de que la “rodilla” protésica quedase distal a la contralateral la hacían menos deseable (4,9). También se describieron mayores dificultades para el cierre de la herida que en las amputaciones transfemorales (9). Todavía hoy, algunos cirujanos, en caso de no poder realizar una amputación por debajo de la rodilla, optan por realizar una amputación transfemoral para evitar esta técnica (4). No obstante, modificaciones en la técnica realizadas por Mazet (1,4) y la aparición de nuevos encajes para la rodilla han eliminado muchos inconvenientes previos con este nivel de amputación y cada vez más autores creen preferible realizar una amputación transarticular a realizar una amputación más proximal (3). Una de las ventajas de este nivel de amputación es que encontramos una superficie de carga grande de fémur distal con tejidos blandos y piel que está adaptada de manera natural para el apoyo de la carga, manteniendo una buena propiocepción (3,4). Al descargar el peso en distal no son necesarias las fuerzas horizontales estabilizadoras que precisan las amputaciones transfemorales. Además se mantienen las inserciones naturales de los aductores, evitando las retracciones en abducción que son tan difíciles de manejar. Por otra parte, mantiene un buen brazo de palanca y la prótesis usada sobre el muñón es estable (1,3,4). Estudios más recientes (7) han publicado una tasa de curación de la herida con buenos resultados en el 80% de los casos, comparable a la que se consigue en las amputaciones transfemorales (3).

En el caso de los niños (3) este nivel de amputación presenta una gran ventaja frente a la amputación transfemoral, y es que, de esta forma, conservamos la fisis de crecimiento que permitirá conservar en el adulto una longitud similar a la otra pierna, impidiendo que se convierta en un muñón corto y problemático. Además, en este nivel es raro que se produzca un sobrecrecimiento óseo.

En el caso de los pacientes no deambulantes, la desarticulación de rodilla facilita las transferencias y elimina las potenciales complicaciones de un flexo de rodilla debido a las contracturas.

Recordar que, en cualquier caso, se precisará entre un 30-50% más de energía para la deambulación que si la amputación se hubiera realizado en un nivel por debajo de la rodilla (3,4). Respecto a la reinserción laboral, se ha visto que es mayor en los casos de desarticulación de rodilla y amputación transtibial que en aquellos con amputación transfemoral (3).

TÉCNICA

Cuando se trata de una amputación traumática la incisión en piel se hará dependiendo del tejido viable que tengamos disponible, pudiendo ser necesaria la utilización de colgajos. En el resto de casos procederemos a una incisión en boca de pez cutánea. El uso de manguito de isquemia es opcional, aunque si la causa es infecciosa se recomienda hacer esta por elevación.

Siguiendo la técnica descrita por Batch, Spittler y MCfaddin (1) se mide desde el polo inferior de la rótula una distancia a distal que sea de la misma longitud que el diámetro de la rodilla. Midiendo desde el pliegue poplíteo la distancia será la mitad del diámetro de la rodilla (Figura 1).

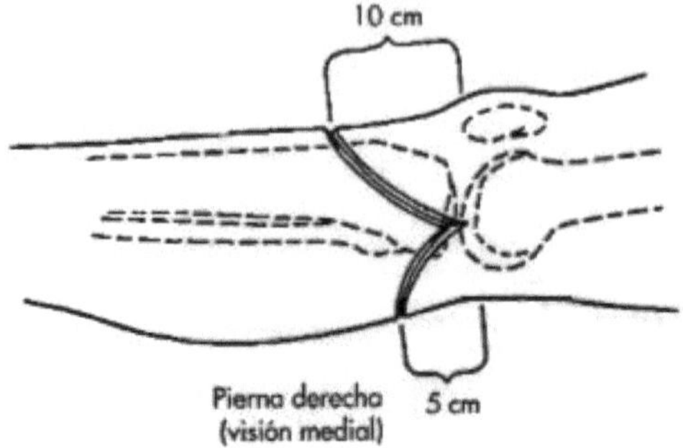

Figura 1. Incisiones en piel. Imagen reproducida de Campbell tratado de cirugía ortopédica.10ª ed.

En la cara anterior profundizamos hasta hueso realizando un colgajo en el que incluimos la musculatura, la pata de ganso y el tendón rotuliano.En vez de la incisión cutánea descrita, se ha propuesto realizar un colgajo largo dorsal miofasciocutáneo. En este caso, se marca la tuberosidad anterior en la cara anterior de la rodilla y en la cara posterior de la rodilla marcaremos un colgajo miofasciocutáneo suficientemente largo como para que cubra la rodilla sin tensión. Se conservan las arterias perforantes, de forma que conseguiremos al cierre un buen almohadillado con una baja tasa de necrosis del colgajo. En los laterales el punto estará a nivel de los cóndilos. Se han descrito incisiones cutáneas con boca de pez en el plano sagital, pero en éstas se ha descrito una peor cicatrización de la herida (1,4,9).

Se expone entonces la articulación, seccionando de su inserción en la tibia la cápsula anterior, cruzados, ligamentos colaterales y cápsula posterior. Se identifica en nervio tibial, se tracciona y se secciona a nivel proximal intentando que se retraiga lo más posible del muñón. A continuación se identifican, se ligan y se seccionan los vasos poplíteos. Se completa la amputación en región muscular posterior y se secciona el tendón del bíceps femoral en el peroné. Según Batch et al. no ha de realizarse la extirpación de la rótula (1): En tendón rotuliano se sutura al remanente de cruzado y resto del gastrocnemio. Mazet y Hennessy modifican la técnica: Recomiendan cortes adicionales en la zona medial, lateral y posterior de los cóndilos femorales, convirtiendo el fémur distal en una "caja"(1,4). Hay que tener cuidado de no desinsertar el aductor mayor. El objetivo de la modificación es crear un muñón más estético y con mejor adaptabilidad de la prótesis. Las prominencias óseas se liman intentando no dañar el cartílago remanente. Además se diseca la rótula del tendón y se reseca, suturando el tendón rotuliano a los músculos de la región posterior del muslo.

Albino et at. proponen que tras el remodelado femoral no se reseque la rótula, sino que se sierre la superficie hasta dejar hueso esponjoso (4). Posteriormente se avanza la patela hasta que cubra la superficie de carga del fémur y se sutura el rotuliano a los ligamentos cruzados y cápsula posterior. También recomiendan, en caso de que la amputación tenga causa infecciosa, realizar la amputación en dos fases para disminuir las complicaciones: En una primera fase se realiza una amputación por debajo de la rodilla, distal al colgajo definitivo pero proximal a la zona de infección y se toman muestras para cultivo. A los 2-3 días, cuando ya han llegado los resultados de los cultivos, se realiza la amputación definitiva en un segundo tiempo de la forma previamente descrita.

CUIDADOS POSTOPERATORIOS

Vendaje blando. La herida suele tener buena curación y la prótesis definitiva suele poder colocarse a las 6-8 semanas[1].

COMPLICACIONES

En un estudio realizado por Ten Duis et al. en 80 pacientes con 71 desarticulaciones de la rodilla unilaterales y 9 bilaterales, la supervivencia al año fue del 52%. 28% presentaron complicaciones en la cicatrización, 34% consiguieron la deambulación asistida con una prótesis y un 12% requirió una amputación más proximal (5). En el estudio realizado por Albino et al[4]. la supervivencia total al año fue del 63%, con un 24% de complicaciones (11/46) de la amputación. Solo el 22% de los pacientes fue capaz de deambular tras la desarticulación de rodilla, aunque ellos hipotetizan que la causa fue por el alto número de comorbilidades y a que un alto número de pacientes estaban siendo tratados por infección avanzada. A este respecto, el estudio realizado por Taylor et al. identificó varios factores de riesgo relacionados con el fracaso de deambulación en el postoperatorio: Paciente no ambulante previo (aumento de riesgo x10), edad mayor de 60 años y enfermedad no coronaria (6).

AMPUTACIÓN TRANSFEMORAL

Se trata de la segunda amputación en frecuencia tras las amputaciones por debajo de la rodilla (1). En Estados Unidos, de todos los pacientes que han sido amputados, a un 18.5% se le realizó una amputación transfemoral. Las amputaciones a este nivel pueden ser de causa isquémica, tumoral, traumática o infecciosa (10,11). Una mala evolución de una prótesis de rodilla puede desencadenar también en una amputación a este nivel (2). Es importante poder conservar la mayor longitud posible que nos permita tener un mayor brazo de palanca (1). La articulación de rodilla protésica convencional usada en muchas prótesis por encima de la rodilla se extiende 9-10cm por debajo del encaje protésico. Debe amputarse a esta distancia para que la articulación protésica quede al mismo nivel que la rodilla contralateral. Por otra parte, el remanente óseo mínimo para controlar la prótesis son unos 20cm desde el trocánter mayor. Para una amputación más proximal la ortesis que puede utilizarse es la misma que la de la desarticulación de cadera (1). Gottschalk and Stills publicaron que la pérdida del aductor mayor puede suponer una pérdida de hasta el 70% de la aducción en el fémur (8,10). Debido a los potentes abductores de cadera, se produce una abducción no controlada, causando un disbalance en la musculatura pélvica, que disminuye aún más la eficacia de la marcha (10). De ahí radica la importancia de realizar una miodesis de la musculatura aductora siempre que sea posible. Le añadiremos una mioplastia del cuádriceps al bíceps femoral para mejorar el almohadillado del muñón. Es primordial realizar una técnica que le de la mayor estabilidad y fuerza posible a la musculatura remanente (1,8,10,11).

TÉCNICA

Si se trata de una amputación de causa no isquémica, se coloca el manguito isquemia. Si la causa es vascular, prescindiremos de la isquemia (1). Dibujaremos en la piel una boca de pez donde ambos colgajos sean del mismo tamaño. Para medirlo, tenemos en cuenta el diámetro anteroposterior y tanto el colgajo anterior como el posterior deben tener de largura al menos la mitad de este (1,11). Se profundiza en el tejido subcutáneo hasta la fascia y se levantan los colgajos. La fascia y el cuádriceps los cortaremos a la largura de la incisión anterior y los levantaremos proximal a la altura prevista para el corte óseo.

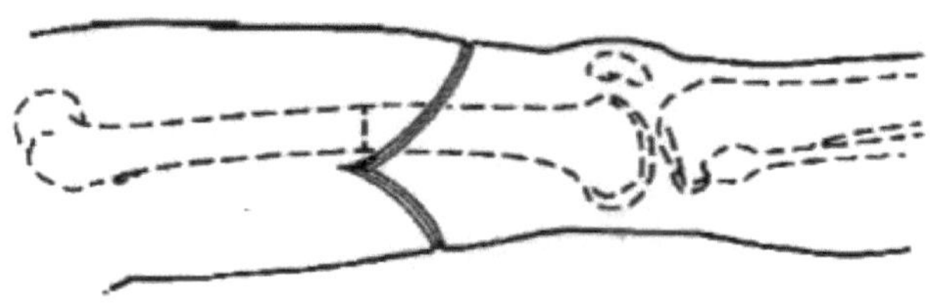

Figura 2. Incisiones en piel. Imagen reproducida de Campbell tratado de cirugía ortopédica.10ª ed.

En el caso de que la causa sea isquémica no separamos plano entre subcutáneo y fascia, si no que realizaremos un colgajo miofasciocutáneo, levantando el músculo hasta la zona de resección ósea prevista. Se desinserta el adductor mayor del tubérculo del aductor y lo referenciamos para después realizar la reinserción. Se mantendrá toda la inserción que sea posible del aductor a la línea áspera. Identificaremos y ligaremos la arteria y vena femoral en la cara medial del muslo a la altura del corte óseo. Se realiza el corte óseo con la sierra, a unos 12-14cm de la superficie articular. Limaremos las superficies afiladas. Pasamos entonces a identificar el nervio ciático en la cara posterior del muslo y lo ligamos y seccionamos en un punto proximal al corte óseo unos 5-8cm para evitar un muñón doloroso (1,10,11). Seccionamos los músculos posteriores (bíceps femoral, semitendinoso, semimembranoso y grácilis) de forma transversal y retiramos la pierna. Realizamos con la broca 4 perforaciones, 2 anteriores y 2 laterales en el remanente óseo a 1-2cm de la articulación (10). Suturamos la musculatura aductora y de la región posterior del muslo. Según Gottschalk la reinserción del aductor hay que realizarla en la cara lateral del hueso femoral, pasando las suturas por los orificios lateral y anterior, manteniendo el fémur en aducción máxima mientras se anuda. Se sutura la fascia del cuádriceps a la fascia de la región posterior del muslo. Algunos autores recomiendan suturar el tendón cuadricipital sobre el músculo aductor, con la cadera en extensión máxima. Aunque clásicamente se ha considerado mejor la mioplastia frente a la miodesis en los casos isquémicos, algunos autores recomiendan realizar la miodesis también en estos casos, ya que el colgajo miocutáneo medial está irrigado mayormente por la a. obturadora que no suele estar comprometida en los casos de enfermedad vascular (1,10,11). Dejaremos un drenaje. Cierre de la piel.

CUIDADOS POSTOPERATORIOS

Vendaje blando, en pacientes jóvenes intentar realizar adaptación a la prótesis lo antes posible, habitualmente a las 8-12 semanas. Inicialmente se realizará la adaptación a la marcha con una prótesis que tenga la rodilla bloqueada (1,11). Posteriormente, cuando se tenga buen control de la misma, se desbloqueará la rodilla.

COMPLICACIONES

Un mal manejo intraoperatorio de las partes blandas puede significar una mala adaptabilidad a la prótesis. La posibilidad para volver a la deambulación previa es menos en aquellos pacientes con mucha comorbilidad o trastornos mentales. La mala cicatrización de la herida o la infección de la misma es otra complicación que puede ocurrir (10,11).

El miembro fantasma es una de las complicaciones más temidas, que debe tratar de prevenirse como en el resto de niveles a amputar mediante tratamiento precoz del dolor y con las medidas intraoperatorias oportunas a la hora de seccionar los nervios.

Los amputados transfemorales presentan disminución importante de la velocidad de la marcha respecto a las personas no amputadas (80 versus 52 m/min), con un aumento importante en el costo energético (3,8).

BIBLIOGRAFÍA

1. Peter G Carnesale. Amputaciones de la extremidad inferior. S.T. Canale editor. Campbell tratado de cirugía ortopédica.10ª ed. España: S.A. Elsevier España; 2003. p. 575-586.

2. Michael D. Ries, Ryan M. Nunley. Artroplastia total de rodilla de revisión. S. Keller editor. AAOS Comprehensive Orthopaedic Review Vol 2. Rosemont (USA); American Academy of Orthopaedic Surgeons; 2014. p. 1349-1360.

3. MJ Espinoza, D García. Niveles de amputación en extremidades inferiores: repercusión en el futuro del paciente. rev. med. clin. condes; 2014;25(2):276-280.

4. Albino FP, Seidel R, Brown BJ, Crone CG, Attinger CE. Through knee amputation:

technique modifications and surgical outcomes. Arch Plast Surg. 2014 Sep;41(5):562-70.

5. Ten Duis K, Bosmans JC, Voesten HG, et al. Knee disarticulation: survival, wound healing and ambulation. A historic cohort study. Prosthet Orthot Int 2009;33:52-60.

6. Taylor SM, Kalbaugh CA, Blackhurst DW, et al. Preoperative clinical factors predict postoperative functional outcomes after major lower limb amputation: an analysis of 553 consecutive patients. J Vasc Surg 2005;42:227-35.

7. Morse BC, Cull DL, Kalbaugh C, Cass AL, Taylor SM. Through-knee amputation in patients with peripheral arterial disease: a review of 50 cases. J Vasc Surg. 2008 Sep;48(3):638-43; discussion 643.

8. Tintle SM, Keeling JJ, Shawen SB, Forsberg JA, Potter BK. Traumatic and trauma-related amputations: part I: general principles and lower-extremity amputations. J Bone Joint Surg Am. 2010 Dec 1;92(17):2852-68.
9. Nijmeijer R, Voesten HGJM, Geertzen JHB, Dijkstra PU. Disarticulation of the knee: Analysis of an extended database on survival, wound healing, and ambulation. J Vasc Surg. 2017 Sep;66(3):866-874.
10. Gottschalk F. The importance of soft tissue stabilization in trans-femoral amputation : English version. Orthopade. 2016 Mar;45 Suppl 1:S1-4.
11. Hsu AR. Transfemoral Amputation Adductor Myodesis Using FiberTape and Knotless Anchors. Foot Ankle Int. 2018 Jul;39(7):874-879.

DESARTICULACIÓN DE CADERA Y HEMIPELVECTOMÍA

Rosa Jódar Graus, Francisco Requena Ruiz, David Peris Puchol

La desarticulación de cadera y la hemipelvectomía son procedimientos que se realizan fundamentalmente para el tratamiento de tumores y rara vez para el tratamiento de lesiones traumáticas. Las secuelas funcionales son muy severas.

DESARTICULACIÓN DE CADERA

Los nódulos linfáticos iliacos e inguinales se resecan de forma rutinaria en todas las desarticulaciones de cadera.
Se describen dos técnicas: el método anatómico de Boyd y el método del colgajo posterior de Slocum. Pueden ser necesarias modificaciones de los mismos, dependiendo de la localización de las patologías.

METODO ANATÓMICO DE BOYD:

El paciente puede colocarse de cúbito supino con una almohada gruesa bajo la nalga ipsilateral, o en decúbito lateral con dos apoyos: esternal y dorsal, para poder inclinar la pelvis hacia atrás y adelante según la evolución de la cirugía.

La incisión quirúrgica que se realiza es en raqueta anterior que se comienza en la espina iliaca anterosuperior y se prolonga curvando la hacia distal y medial hasta 5 cm distal a la inserción de los aductores.
Llegados a este punto se localizan, aislan y ligan la arteria, vena y nervio femoral.
Se continua la incisión horizontalizándola a unos 5 cm distal a la tuberosidad isquíatica y después a lo largo de la cara lateral del muslo a unos 8 cm del trocanter mayor y desde ese punto se vuelve a curvar y dirigir hacia proximal hasta llevarla de nuevo a la espina anterosuperior.

El siguiente paso es desinsertar el sartorio de la espina iliaca anterosuperior y recto femoral de la espina iliaca anteroinferior y rechazar ambos vientres hacia distal.Se localiza en el pubis el músculo pectineo y se secciona.

Mediante rotación externa del miembro se expone el trocanter menor y el tendón del iliopsoas que se secciona y rechaza hacia proximal.

Desinsertar del pubis el aductor y el grácil y del isquion el aductor mayor.

En este punto se deben localizar y ligar las ramas de la arteria obturadora, localizadas en el plano muscular que hay entre el pectíneo y obturador externo y los rotadores externos de la cadera. Una vez localizadas y ligadas es seguro seccionar el obturador externo siempre de su inserción femoral para evitar dañar las ramas obturadoras que podrían retraerse a la pelvis provocando una hemorragia difícil de controlar.

Con rotación interna del músculo se exponen los glúteos medio y menor, se liberan en sus inserciones sobre el trocánter mayor, y se retraen en dirección proximal. A continuación se puede cortar fascia lata y la inserción del glúteo mayor de la línea áspera del fémur.

Se ligar el nervio ciático y se seccionan los rotadores de la cadera en su inserción femoral y los isquiotibiales del muslo en su inserción isquiática.En este punto ya se puede seccionar la cápsula articular y el ligamento redondo.

Para el cierre se lleva el glúteo hacia anterior y se sutura a la inserción púbica de pectíneo y aductor.

METODO DEL COLGAJO POSTERIOR DE SLOCUM:

Se comienza la incisión a nivel de ligamento inguinal siguiendo la arteria femoral unos 10 cm. Entonces se curva a lo largo de la cara medial del muslo y se lleva hacia lateral y proximal sobre el trocánter mayor y se lleva hasta el punto de comienzo. Con esta incisión se consigue un colgajo posteromedial que cubrirá el muñón.
Se disecan y ligan los vasos y el nervio femoral.
Se abduce el miembro y se cortan los abductores del pubis
Las ramas del nervio obturador se seccionan provocando su retracción alejadas de las áreas de presión.
Se seccionan de su origen proximal sartorio y recto femoral y a nivel de trocánter mayor la fascia lata y todos los músculos que se insertan en este. Cortar glúteo al nivel del colgajo cutáneo y ligar nervio ciático
Seccionar capsula y ligamento redondo. Suturar colgajo posteromedial a borde anterior (2,6-8).

HEMIPELVECTOMÍA

Todos los tipos de hemipelvectomía son extremadamente invasivos y mutilantes. Presentan complicaciones postoperatorias frecuentes.

En la hemipelvectomía se resecan los nódulos linfáticos inguinales e iliacos.

- Hemipelvectomía clásica: Utiliza un colgajo posterior o glúteo y desarticular la sínfisis del pubis y la articulación sacroiliaca.

- La hemipelvectomía ampliada incluye la sección ósea posterior pasando a través del sacro.

- Hemipelvectomía conservadora: Se secciona el ilion por encima del acetábulo y se conserva la cresta iliaca.

- Hemipelvectomía interna: la resección conserva la extremidad, consigue unos márgenes proximal y medial iguales a los de la amputación correspondiente.

HEMIPELVECTOMÍA ESTANDAR.

Paciente en decúbito lateral con topes en columna dorsal y esternón, para que pueda movilizarse la cadera hacia anterior y posterior según sea necesario en el desarrollo de la cirugía.

La incisión anterior comienza unos 5 cm proximal a la espina iliaca anterosuperior hasta el tubérculo del pubis, a través del tensor de la fascia lata, la aponeurosis oblicua externa y los músculos oblicuo interno y transverso.
Retraer el cordón espermático en los hombres
Mediante disección roma se comienza a exponer la fosa iliaca, separando los vasos del peritoneo parietal.
Se ligan los vasos epigástricos inferiores.
El recto anterior se libera junto a su aponeurosis del pubis.
Se rechaza uréter hacia medial. Se identifican arteria y vena iliaca común. Tracción lateral a la arteria y venas iliacas y se ligan. Se seccionan las arterias que van a sacro recto y vejiga.

Se separan recto y la vejiga de la pared de la pelvis y se exponen las raíces sacras.
Una vez acabado el tiempo anterior se empaqueta con gasas calientes para pasar al tiempo posterior.

Se hace una incisión cutánea posterior desde 5 cm por encima de la espina iliaca anterosuperior pasando por la cara anteroinferior del trocánter mayor, paralela al pliegue glúteo posterior y alrededor del muslo hasta conectar con la incisión anterior.

HEMIPELVECTOMÍA CON COLGAJO ANTERIOR

En la hemipelvectomía con colgajo anterior la incisión anterior desciende hasta el punto medio del muslo lo suficiente como para cubrir el defecto posterior.
Se comienza por la disección anterior con una incisión que circunda la nalga, dejando un margen de al menos 3 cm alrededor del ano.
Se desinsertan del sacro el glúteo mayor y el sacroespinoso.
De la cresta iliaca se desinsertan el oblicuo externo, el sacroespinosos, el dorsal ancho y el cuadrado lumbar de la cresta iliaca.

Se flexiona la cadera y se mantienen en tensión los tejidos de la zona del pliegue glúteo para terminar de desinsertar estos y el ligamento sacrotuberositario.
Se hace una disección roma lateral al recto, hasta llegar a la fosa iliorrectal.

Se continua por el tiempo anterior seccionando el cuadriceps hasta hueso para dejarlo incluido en la pieza, y liberando recto anterior y tensor de la fascia lata para que queden incluidos.

Se ligan los vasos y nervio femoral en el canal de hunter y las ramas de adductores y los vasos femorales profundos en su origen en la femoral común.

Se separa el colgajo miocutaneo de la pelvis liberando los músculos del abdomen y la cresta iliaca, el sartorio de la espina anterosuperior, el recto femoral de la espina anteroinferior y el recto abdominal del pubis

Desde lateral se va disecando este colgajo localizando nervio femoral hasta la pelvis junto a los vasos iliacos.

Se divide la sínfisis del pubis protegiendo durante este acto la vejiga y la uretra
Se ligan y seccionan los vasos iliacos internos a la salida de los iliacos comunes.
Se secciona el Psoas donde se une al Iliaco y bajo el se localiza y secciona el nervio obturador, pero se protege el nervio femoral que va al colgajo.
Se separan también los nervios lumbosacros y las raíces sacras
Elevando la extremidad se tensa el diafragma de la pelvis y se corta el diafragma urogenital, el elevador del ano, el piriforme cerca de la pelvis
Se corta la articulación sacroilíaca y el ligamento iliolumbar y se retira la pieza. El colgajo miocutáneo anterior se lleva al defecto posterior para cerrar la herida.

HEMIPELVECTOMÍA CONSERVADORA

Es una amputación supraacetabular que secciona el ilion a través de la escotadura ciática mayor. Está indicada en tumores de parte proximal de muslo y cadera que no se pueden resecar de forma adecuada conservando la pierna y no requieren desarticulación sacroilíaca para conseguir unos márgenes proximales adecuados.

La incisión anterior se inicia en la espina iliaca anterosuperior y se continua lateral sobre trocánter mayor y posterior sobre pliegue glúteo. Hacia media le continua la incisión desde unos 5 cm por debajo de la espina iliaca anterosuperior, por encima y paralela al ligamento inguinal hasta el tubérculo del pubis y luego desde allí hasta unirse con la posterior
Se comienza con un tiempo anterior. Se dividen los músculos de la pared abdominal para llegar a peritoneo y se comienza a disecar de forma roma el espacio hasta retroperitoneal exponiendo os vasos iliacos que se ligan en un punto inmediatamente distal a los iliacos internos.Se divide la sínfisis del pubis protegiendo vejiga y uretra.

El Ilion se secciona con una sierra de Gigli desde la escotadura ciática mayor. Para llegar a ella se disecan con los dedos su pared medial y lateral. Se coloca la pierna en distintas posiciones para terminar disecando los distintos grupos musculares que quedan por seccionar, junto a los nervios obturador, femoral y ciático.
Se deben conservar los diafragmas urogenital y pélvico en su inserción pélvica, protegiendo la vejiga y el recto (1,3,4,5)

BIBLIOGRAFÍA

1. Apffelstaedt JP, Driscoll DL, Spellman JE, Velez AF, Gibbs JF, Karakousis CP. Complications and outcome of external hemipelvectomy in the management of pelvic tumors. Annals of Surgical Oncology. 1996;3(3):304–309

2. Hugate R, Sim FH. Pelvic reconstruction techniques. Orthopedic Clinics of North America. 2006;37(1):85–97

3. Karakousis CP, Vezeridis MP. Variants of hemipelvectomy. American Journal of Surgery. 1983;145(2):273–277

4. Miller TR. 100 cases of hemipelvectomy: a personal experience. Surgical Clinics of North America. 1974;54(4):905–913.

5. Douglass HO, Jr., Razack M, Holyoke ED. Hemipelvectomy. Archives of Surgery. 1975;110(1):82–85.

6. Boyd HB. Anatomic disarticulation of the hip. Surg Gynecol Obstet. 1947;84:346–349

7. Endean ED, Schwarcz TH, Barker DE, Munfakh NA, Wilson-Neely R, Hyde GL. Hip disarticulation: factors affecting outcome. J Vasc Surg. 1991;14:398–404

8. Dillingham T.R., Pezzin L.E., MacKenzie E.J. Limb amputation and limb deficiency: epidemiology and recent trends in the United States. South Med J. 2002;95(8):875–883.

AMPUTACIONES DE LA MANO

Francisco Requena Ruiz, Cristina Montes Torres

Las amputaciones del miembro superior pueden ser consecuencia de traumatismos, utilizarse como tratamiento de deformidades congénitas, para el manejo de enfermedad oncológica etc. Puede estar indicado realizar una amputación a nivel de la mano en casos en los que la funcionalidad de la misma esté limitada por dolor, rigidez, insensibilidad e incluso, razones estéticas. Puede ser necesaria como cirugía de control de daños o bien como el final de un proceso bien estudiado por el paciente y cuya causa suele estar justificada (1,4).

Se suele indicar amputar cuando tres de los cinco elementos tisulares (piel, tendón, nervio, hueso y articulación) van a requerir alguna intervención especial para su supervivencia (trasposiciones, injertos, fijación ósea...). Puede estar indicado retrasar el momento de la amputación siempre y cuando no esté comprometida la supervivencia del paciente y, podamos pensar, que alguna parte del dedo puede ser utilizada como elemento de reconstrucción de otra zona corporal, ya sea como injerto de piel libre, colgajos neurovasculares en isla o injerto autólogo nervioso, entre otros (2).

Los objetivos principales a lograr, al indicar una amputación, son: mantener la funcionalidad del miembro, proporcionar una cobertura duradera, mantener una sensibilidad útil y prevenir dolor neuropático secundario a neuromas, prevenir contracturas y rigideces de articulaciones adyacentes, una baja morbilidad y tener en cuenta la posible adaptación protésica y una pronta reincorporación a las actividades laborales y sociales (1).Siempre hemos de tener en cuenta que en los niños rara vez va a estar indicada la amputación salvo en casos en que la parte en cuestión no sea viable y no sea recuperable mediante técnicas microvasculares (1,2).

1. AMPUTACIONES DE LOS DEDOS TRIFALÁNGICOS

Las amputaciones, totales o parciales, así como las heridas con importante pérdida de sustancia en dedos de la mano son, algunas de las lesiones a las que con mayor frecuencia se enfrenta un médico en urgencias. Pueden ser consecuencia de accidentes laborales, deportivos, domésticos...Cuando nos enfrentemos a una amputación primaria o secundaria en un dedo hemos de mantener unos principios básicos para obtener un muñón indoloro y útil. Hay que tener en cuenta, que sea cual sea el nivel de mutilación en un dedo, realizar una amputación a este nivel requiere habilidad quirúrgica y siempre va a tener consecuencias funcionales (2,3,4).

AMPUTACIONES DE LA FALANGE DISTAL DE DEDOS

En las lesiones más distales de los dedos trifalángicos, la afectación de la falange distal o del pulpejo de los dedos debemos intentar en primer lugar realizar técnicas reconstructivas mediante colgajos de avance o de otro tipo. De cualquier modo, existen circunstancias en las que una amputación definitiva es la única posible solución (2,3). La decisión suele estar condicionada por el grado de destrucción al que nos enfrentemos y por la región afectada, basándonos en la clasificación topográfica de Allen:

- Zona 1: Amputación muy distal, que no expone falange distal.
- Zona 2: Lesión con exposición ósea y que afecta al lecho ungueal aunque deja lecho útil.
- Zona 3: Nivel de amputación próximo al surco ungueal proximal y a la zona de la matriz
- Zona 4: Zona próxima la articulación interfalángica distal.

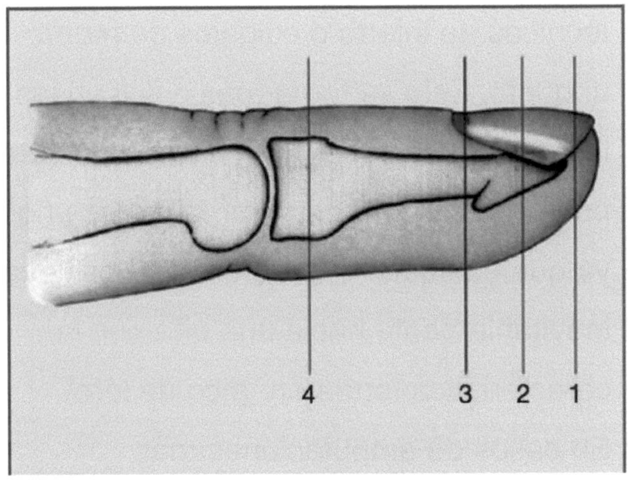

Figura 1: Imágenes reproducidas de
"Emergency Surgery of the Hand. 4th Edition"

Para las lesiones de las zonas 1, 2 y 3; todos los intentos para preservar la longitud de la falange distal deben llevarse a cabo, e intentar realizar alguna de las múltiples técnicas de cobertura cutánea existentes. Debemos intentar preservar el complejo ungueal en todas las lesiones acontecidas en zona 1 y 2, siendo en ocasiones necesarias

técnicas de injerto o colgajos de matriz ungueal. Esto se torna más difícil en las lesiones de la zona 3, en las que no será posible aspirar a restaurar la matriz ungueal, ya que cualquier intento de ello nos llevará inevitablemente hacia una uña con la característica forma en "pico de loro".
En casos de amputaciones más proximales, cercanas a la región de la articulación interfalángica distal (IFD), no está indicado tratar de preservar la base de la falange distal, incluso cuando la inserción del tendón flexor profundo se encuentra intacta, ya que el acortamiento óseo producido evitará cualquier funcionalidad real de la extremidad (2,3).

AMPUTACIONES DE LA ARTICULACIÓN IFD

En las desarticulaciones a nivel de la articulación IFD debemos ser especialmente cuidadosos a la hora de diseñar el contorno del muñón. El contorno del colgajo cutáneo debe ser asimétrico, favoreciendo siempre que podamos el flap volar para llevar la zona de sutura a dorsal (3).

Hay estudios (Whitaker y cols) que sugieren que preservar la superficie articular distal de la falange media conlleva a una menor inflamación. A pesar de esto, suele ser recomendable raspar las prominencias condilares para lograr un muñón lo más similar posible al extremo distal de los dedos sanos, además hemos de ser cuidadosos y disecar el cartílago articular de la cabeza de la falange media (1).

En cuanto a las estructuras tendinosas, se debe localizar y liberar de sus inserciones el tendón flexor profundo, siguiéndolo hasta proximal para cortarlo y permitir su retracción. En cuanto al aparato extensor hemos de resecar las bandeletas laterales hasta una región proximal a la zona amputada. Nunca considerar suturar un tendón con el otro ya que esto comprometería la función de ambos y tendría consecuencias en la movilidad del resto de los dedos (síndrome de la cuadriga) (1,3).

Los nervios interdigitales se deben disecar y trasponer fuera de la cicatriz cutánea, realizando el corte en una región más proximal para que al retraerse vayan a un lugar seguro, tratando siempre de evitar la formación de neuromas dolorosos. Hay que localizar y ligar, o coagular, cada arteria colateral.

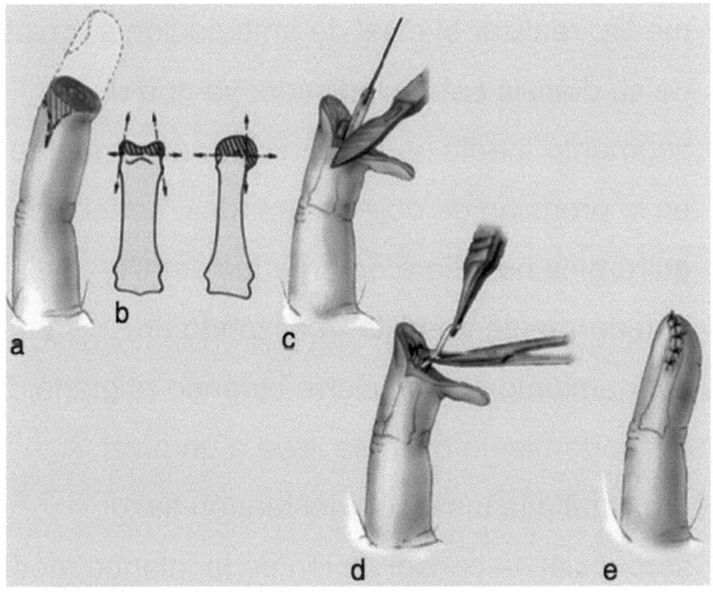

Figura 2: Imágenes reproducidas de "Emergency Surgery of the Hand. 4th Edition"

AMPUTACIONES DE LA FALANGE MEDIA

Siempre que sea posible conservar la inserción del tendón flexor superficial en la falange media, realizar el nivel de amputación a través de su diáfisis estará indicado, ya que el segmento medio podrá participar eficazmente en la prensión de objetos grandes. La técnica quirúrgica no difiere en grandes detalles de la anteriormente descrita, realizando un acortamiento óseo y cierre cutáneo primario. Si el acortamiento óseo se lleva a un nivel proximal a la inserción del tendón flexor superficial, la conservación de la falange media será más bien una cuestión estética que funcional y es más cuestionada y habría que considerar la desarticulación a través de la articulación interfalángica proximal (IFP) (1,3).

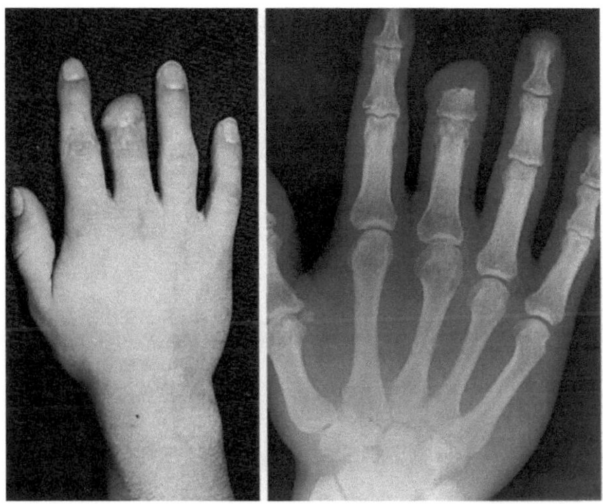

Figura 3: Imágenes reproducidas de “Green´s Operative Hand Surgery. Sixth Edition”

AMPUTACIONES DE LA FALANGE PROXIMAL

La falange proximal de los dedos trifalángicos puede ser un lugar favorable para realizar la amputación a pesar de que no encontraremos inserción de los tendones flexores, ya que la movilidad de dicho segmento quedará bajo el control de los músculos intrínsecos, permitiendo una flexión activa de la articulación metacarpofalángia de unos 45º, lo que permitirá la colaboración del segmento en la prensión al conservar la anchura palmar. El procedimiento técnico seguirá los pasos previamente descritos con la excepción de que a este nivel hemos de localizar ambos tendones flexores y resecarlos proximalmente para, al seccionarlos, permitir su retracción. En casos en los que el remanente óseo de falange proximal se limite a una pequeña porción ósea, preservarla no estará indicado, ya que la colaboración de dicha porción al agarre palmar será muy limitada (1,3).

DESARTICULACIÓN METACARPOFALÁNGICA

A nivel de la articulación metacarpofalángica está indicado resecar la zona de cartílago articular y mantener la longitud ósea con el fin de preservar la anchura de la palma y mantener potencia muscular. En el caso de del dedos centrales (tercero y cuarto), una desarticulación a éste nivel resulta en la aparición de un espacio comisural ensanchado que puede llevar a problemas funcionales a la hora del agarre de objetos pequeños, estando indicado a estos niveles la amputación del radio completo o bien, la anteriormente descrita a través de la falange proximal (1,3).

2. AMPUTACIONES DE RADIOS DE DEDOS TRIFALÁNGICOS

Definimos amputación del radio a la resección de todos los elementos digitales a la altura de la articulación carpometacarpiana o inmediatamente distal a ella. La necesidad de amputar a éste nivel alguno de los dedos de la mano es poco común, pero bien indicada puede llegar a ofrecer altos grados de satisfacción funcional y estética en traumatismos con lesiones irreparable, patología tumoral... Es conveniente asesorar al paciente antes de la intervención acerca del aspecto esperado de la mano, proporcionándole ejemplos si fuera posible y necesario.No podemos dejar de lado el hecho de que la amputación de cualquiera de los radios de la mano va a llevar irremediablemente a una pérdida de fuerza de manera definitiva (1,4).

TÉCNICA QUIRÚRGICA

Se coloca al paciente en supino con el miembro a intervenir sobre la mesa de mano. La posición del cirujano principal, por lo general, será a un lado de la mano, en el más cercano al hombro para tener mejor perspectiva sobre el dorso de la mano. Hay varios pasos en común a la amputación de todos los radios técnicamente:

1) Incisión de piel y división de tejido celular subcutáneo
2) Incisión de tendón extensor
3) Despegamiento subperióstico del metacarpiano
4) Osteotomía de la base o desarticulación carpometacarpiana
5) Liberación de musculatura intrínseca
6) Indentificación y sección de estructuras neurovasculares
7) Sección de ligamentos intermetacarpianos profundos
8) Sección de tendones flexores

9) Resección del resto de inserciones de la fascia
10) Extirpación del radio
11) Recolocación de cabos nerviosos
12) Aproximación o trasposición de radios adyacentes
13) Modelado y cierre del colgajo

2.1 AMPUTACIÓN DEL SEGUNDO RADIO

A nivel del segundo radio, proximal a la articulación IFP, la presencia de un muñón resulta inútil y puede dificultar la función de la pinza entre el pulgar y el tercer dedo. Es una operación compleja y si puede evitarse puede estar contraindicada en manos artríticas y en varones de avanzada edad, ya que se pone en riesgo la afectación de la rama del nervio mediano destinada al segundo espacio interdigital y una técnica incorrecta puede llevar a una cicatriz deprimida en el dorso de la mano o a la fijación del primer interóseo dorsal al aparato extensor lo que lleva a una sobretracción intínseca. Esta amputación es especialmente deseable por sus buenos resultados estéticos si se realiza una buena técnica (1,2).

TECNICA

- Se realiza incisión en raqueta comenzando a nivel de la línea palmar del segundo espacio interdigital, en la cara radial de la base del dedo medio, se lleva en diagonal con cuidado de no cruzar perpendicularmente los pliegues cutáneos al área palmar media. Comenzamos una segunda línea palmar 1 cm distal al pliegue de flexión proximal en la cara radial de la base del segundo dedo y se prolonga en zigzag hasta unirla con la primera.

- La parte dorsal se extenderá desde las líneas palmares para converger en un punto sobre la articulación carpometacarpiana del segundo dedo en dorsal.
- Se separa la porción del tendón extensor común correspondiente al dedo índice y el extensor propio del segundo dedo y se seccionan de manera que se permita su retracción proximal
- Se desprenden las inserciones tendinosas del primer interóseo dorsal y se diseca el músculo en sentido proximal desde la diáfisis del segundo metacarpiano, a continuación se desprende el interóseo palmar y se corta el ligamento metacarpiano transverso con cuidado de no dañar el nervio colateral radial del tercer dedo.

- Se realiza la osteotomía a unos 2 cm de la base del segundo metacarpiano en sentido oblicuo desde dorsorradial proximal hasta volar-cubital. No se recomienda la desarticulación
- Se disecan los flexores y se seccionan permitiendo su retracción
- Ligamos y cortamos arterias colaterales y se seccionan nervios colaterales tras su identificación, permitiendo que sus cabos se entierren en la masa muscular interósea
- Reinserción tendinosa del primer interóseo dorsal a la base de F1 del tercer dedo (NO fijarla al tendón extensor ni a su aponeurosis)
- Se aproximan con sutura los vientres musculares en el área que antes ocupaba el tejido óseo
- Cierre cutáneo, pudiendo estar indicado drenaje.

- Tras la intervención se recomienda mantener la mano elevada 48h y retirada del drenaje en unas 24h. Se permite movilización del dedo a los 5-7 días de la cirugía

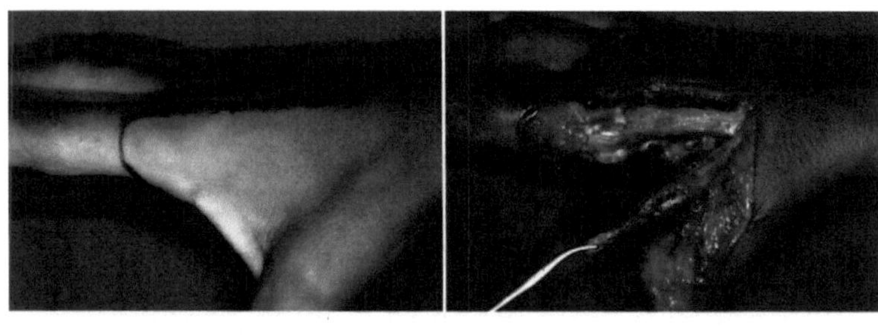

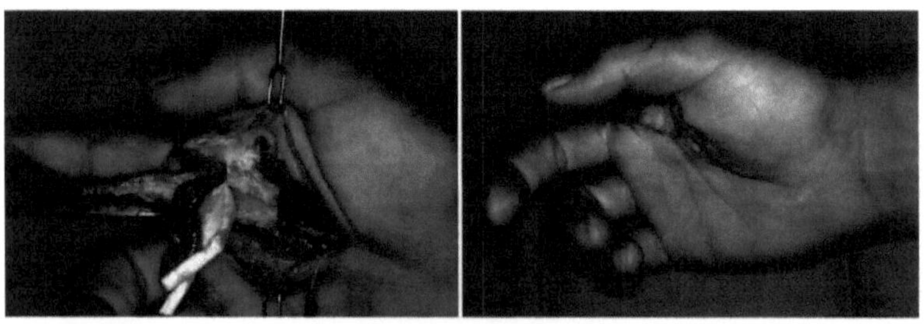

Figura 4: Imágenes reproducidas de "Campbell´s Operative Orthopaedics, Twelfth Edition"

2.2 AMPUTACIÓN DE TERCER Y CUARTO RADIOS

El problema a nivel de los radios centrales es el hueco que quedará en la mano si no se adoptan medidas de aproximación de los radios adyacentes, es decir, el del segundo y cuarto en el caso de la amputación del tercer radio y los del tercero y quinto en caso de amputación de cuarto radio. La técnica que mejores resultados ha demostrado para evitar tal situación es la transposición del dedo adyacente descrita por Carrol que consiste en la transposición de la base del segundo al tercero o del quinto al cuarto para amputaciones tercer o cuarto radio respectivamente. Posteriormente habrá que utilizar material de osteosíntesis para fijar la trasposición del dedo (agujas de Kirschner, placas y tornillos...) Hay que tener especial cuidado con conseguir una rotación adecuada y una osteosíntesis estable y es una técnica susceptible de múltiples complicaciones y compleja técnicamente (1,2).

Es más frecuente realizar la transposición del segundo radio y suele estar menos indicada la del quinto, ya que la resección del cuarto metacarpiano en su base o la desarticulación carpometacarpiana permite un cierre de la piel que cree un espacio interdigital común que permita la reubicacion del quinto dedo. La alternativa a la transposición de los radios consiste en mantener los ligamentos de la placa palmar profunda y suturarlos para aproximar los radios adyacentes y cerrar el espacio distalmente (1).

TÉCNICA

Las técnicas de amputación de tercer y cuarto radio son idénticas.

- Se realiza una incisión dorsal a lo largo del radio que se va a amputar, llevando los extremos distales hacia las regiones interdigitales para que confluyan en la zona palmar, proximal al pliegue digital.
- Identificación del extensor común y resección del mismo
- En el caso del tercer radio sección de la musculatura: Segundo y tercer interóseo dorsal, lumbrical y músculos intrínsecos.
- En el caso del cuarto radio se realiza liberación del lumbrical, segundo interóseo volar y cuarto palmar.

- Osteotomía de la base del metacarpiano con especial cuidado de la inserción del segundo radial en el tercer metacarpiano
- Disección y liberación de tendones flexores así como de paquete neurovascular
- Cierre

TÉCNICA PARA LA TRANSPOSICIÓN DEL SEGUNDO RADIO (2)

- Si decidimos realizar la transposición del segundo radio hemos de tenerlo en cuenta a la hora de realizar la incisión cutánea y redirigirla en su región dorsal hacia la base del segundo metacarpiano para exponerlo mejor.
- Tras la liberación y osteotomía de la base del tercer radio se identifican los paquetes vasculonerviosos del mismo, se ligan las

arterias y se seccionan los nervios interdigitales.

- Realizamos osteotomía de la zona metafisaria proximal del segundo radio y se realiza la trasposición del segundo a la base del tercero.
- Lograda la rotación y longitud deseada se fija con agujas o placa.
- Cierre de la piel y drenaje. Suele ser necesaria la inmovilización externa durante 6-8 semanas si no se realiza una fijación rígida con placas, en cuyo caso no estaría indicada. La férula debe abarcar las articulaciones MCF de segundo y tercer dedos con flexión de unos 45º y dejar libre la IFP. Retirada del drenaje en 48h.

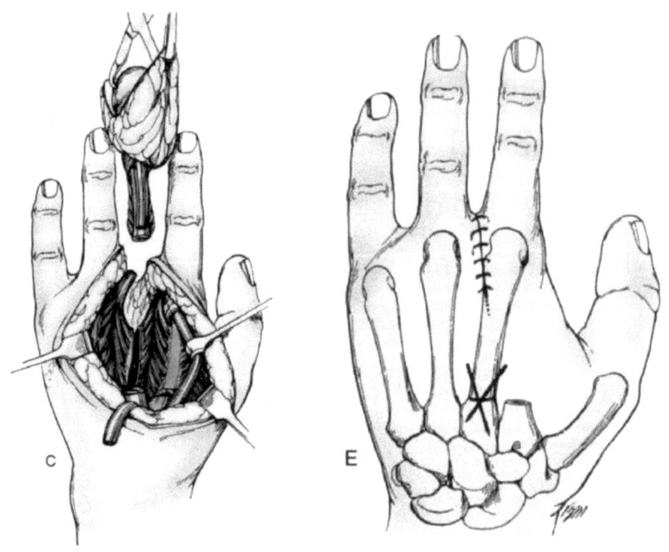

Figura 5: Imágenes reproducidas de “Green´s Operative Hand Surgery. Sixth Edition”

TÉCNICA PARA LA TRANSPOSICIÓN DEL QUINTO RADIO (2)

- Incisión en forma de raqueta alrededor del cuarto dedo o su muñón restante, con prolongación dorsal hacia la región entre los metacarpianos cuarto y quinto
- Resección del extensor común de los dedos correspondiente al cuarto. Conservar la bandeleta correspondiente al quinto que puede ser pequeña y ser seccionada por error
- Se expone el cuarto metacarpiano subperiósticamente y se realiza una osteotomía transversal.
- Se libera distalmente el metacarpiano y se dividen los tendones lumbrical, segundo palmar y cuarto interóseo dorsal.
- Identificación de paquetes neurovasculares, se ligan los vasos y se seccionan los nervios.
- Se procede a la liberación de los tendones flexores e identificación de los ligamentos de la placa palmar profunda que son seccionados

para permitir la extracción de la pieza amputada.

- Disección subperióstica a la base del quinto metacarpiano y osteotomía de la misma para movilizar la diáfisis hasta la base del cuarto previamente osteotomizada realizando la fijación.
- Aproximación y sutura de los ligamentos de la placa palmar y cierre de la herida quirúrgica.
- Inmovilización sin se realiza fijación no rígida de 6 a 8 semanas con férula de yeso tal y como se describió en el apartado anterior.

2.3 AMPUTACIÓN DEL QUINTO RADIO

Siempre se debe tratar de conservar la mayor parte del quinto dedo por su capacidad de adquirir importancia por ser capaz de realizar pinza con el pulgar. Habitualmente es un radio que sobrevive cuando otros han sido destruidos en manos traumáticas. Sólo hemos de valorarla ante la imposibilidad de conseguir un muñón no doloroso o por patologías que requieran irremediablemente la exéresis del mismo. Requiere el mantenimiento de la base del metacarpiano por la inserción del tendón del cubital anterior y posterior (1). La estética tras una amputación del quinto radio suele ser excelente.

TÉCNICA

- Se realiza una incisión curva alrededor de la falange proximal si queda algún resto de ésta e identificación de las ramas sensitivas del n. cubital.
- Sección transversal en la zona más proximal posible de los tendones

extensor del quinto dedo y extensor digital común del quinto dedo para permitir su retracción.

- Disección subperióstica alrededor de la base del metacarpiano y osteotomia con sierra oscilante a dicho nivel.
- Se divide el tendón conjunto del abductor y el flexor del meñique y los tendones del interóseo palmar y lumbrical del tercer dedo se seccionan transversalmente.
- Identificación y ligadura de vasos y nervios digitales. Realizando transposición al espacio interóseo para proteger las estructuras nerviosas de traumatismos.
- Extracción del radio
- Se utiliza la musculatura hipotenar para realizar cobertura del espacio sin

suturarlos a la musculatura del cuarto espacio.

- Cierre de la herida cutánea.

3. AMPUTACIONES DEL PULGAR

La ausencia del pulgar, ya sea de manera traumático o congénita, supone una grave afectación en la funcionalidad de la mano, de tal manera que su ausencia supone una incapacidad del 40% de la mano en su conjunto. Dada su importante participación en la función de la pinza es esencial conservar la sensibilidad de la piel distal (1,2). Cualquier amputación a nivel distal de la articulación interfalángica se considera un nivel funcional para casi todos los pacientes.

En la amputación parcial del pulgar, a diferencia de en otros dedos, no debemos considerar la reamputación más proximal para obtener el cierre, ya que hemos de mantener siempre que podamos la longitud e intentar un cierre primario de la herida mediante injertos o colgajos de avance.

En amputaciones a través de la falange proximal, si queda algún segmento útil de la misma, se puede optar por realizar una ampliación de la primera comisura mediante una zetaplastia.

En caso de amputaciones a nivel de la articulación metacarpofalangica o más proximal están indicadas técnicas de reconstrucción o de pulgarización (1,2).

4. AMPUTACIONES DEL CARPO

Las amputaciones a nivel del carpo no suelen conseguir una buena restauración de la funcionalidad de la mano, ya que con la pérdida de la musculatura intrínseca de la mano se perderá la capacidad de realizar la pinza a pesar de que se pueda realizar una correcta cobertura cutánea (1). Amputaciones a un nivel más proximal de las articulaciones metacarpofalángicas pueden generar un dilema a paciente y cirujano a la hora de decidir si hemos de realizar una amputación a nivel más proximal con el objetivo de lograr una mayor funcionalidad con el uso de prótesis convencionales.En la primera atención puede ser recomendable realizar una cirugía con el objetivo de conservar todo el tejido viable posible y dar tiempo para tomar una decisión definitiva tras considerar todas las opciones funcionales (1).

BIBLIOGRAFÍA

1. Wolfe, Hotchkiss, Pederson, Kozin. Green´s Operative Hand Surgery. Sixth Edition.

2. S. Terry Canale, James H. Beaty. Campbell´s Operative Orthopaedics, Twelfth Edition

3. Michel Merle, Gilles Dautel. Emergency Surgery of the Hand. 4th Edition

4. James W. Strickland, M.D. Thomas Graham, M.D. Técnicas en Cirugía Ortopédica. Mano

7.-AMPUTACIONES BRAZO, DESARTICULACIÓN CODO Y ANTEBRAZO

Enrique López Herrada, Andrés Sánchez Aguilera,

Las amputaciones que conciernen a la extremidad superior (incluidos los dedos de la mano) suelen ser de causa traumática, exceptuando en hombro y cintura escapular, donde la patología tumoral es la indicación principal. Dado que es la extremidad de la prensión y la que relaciona al resto del cuerpo con el ambiente, su mutilación conlleva una serie de connotaciones psicológicas, estéticas y funcionales que la diferencian de las que atañen a las extremidades inferiores.

En el miembro superior, los objetivos de una amputación serían: 1) mantener una longitud funcional adecuada; 2) cobertura cutánea duradera; 3) mantener la sensibilidad útil; 4) prevenir neuromas; 5) prevenir contracturas de articulaciones contiguas; 6) baja morbilidad; 7) adaptación protésica; 7) reanudar, lo antes posible, las actividades cotidianas, bien sean laborales o de ocio.

Una vez agotadas las opciones de reimplante, el cirujano debe intentar preservar toda la longitud posible del miembro, conservar la prensión y respetar, si es posible, el aspecto estético.

Igualmente, es necesario la aportación interdisciplinar de distintos especialistas (traumatólogos, ortopedas, rehabilitadores, terapeutas ocupacionales), para el mejor resultado final ante una amputación.

En la actualidad, los avances tecnológicos en el uso de prótesis diseñadas para miembros amputados abren un campo de progresión que puede ayudar a mejorar la función de los pacientes afectos (1-5).

A. AMPUTACIONES DEL BRAZO (TRANSHUMERAL)

Se incluye cualquier amputación entre la zona supracondílea del húmero y la región de la axila. Es preferible conservar la mayor longitud posible con objeto de conseguir un mejor agarre de una hipotética prótesis posterior. Las amputaciones más proximales y cercanas a la axila se comportarán de manera similar a una desarticulación de hombro mientras que las más distales y cercanas al codo lo harán de forma parecida a las que afectan a esta articulación.

El nivel ideal sería 4-5 cms proximales a la articulación del codo. Si fuera necesario una resección más proximal deberían conservarse 5-7 cms proximales para el mejor mantenimiento de los mecanismos glenohumerales (Fig.1).

Figura 1: Corte transversal del tercio medio-proximal a nivel del brazo

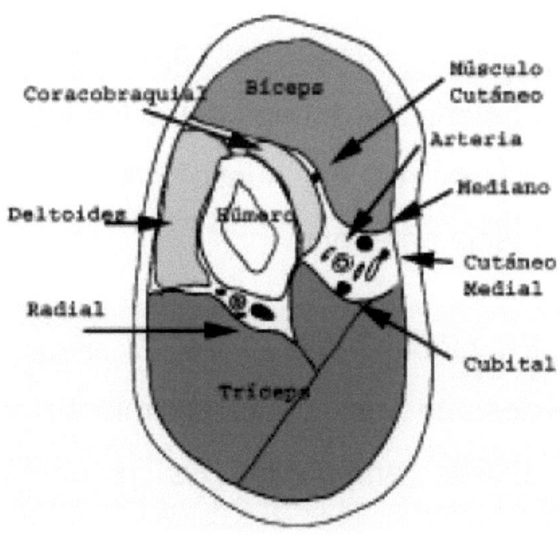

El colgajo anterior es más importante que el posterior en longitud y en anchura para obtener una cicatriz distal y posterior.

Los músculos del compartimento anterior se deben cortar 1,3 cms distal al nivel de la sección ósea para que los extremos cortados se retraigan a ese nivel. Por el contrario, el tríceps debe seccionarse entre 3,8 y 5 cms distales al nivel de la sección ósea. El colgajo posterior de tríceps debe llevarse sobre el extremo del hueso y suturarlo a la fascia anterior.

En niños menores de 12 años se ha descrito un sobrecrecimiento de la diáfisis amputada. Es recomendable realizar una desarticulación a nivel del codo. Si ello no es posible se puede realizar un "taponamiento" del extremo distal del hueso mediante injerto.

Las prótesis que se ajustan en pacientes con amputaciones transhumerales tiene un mecanismo de bloqueo del codo en flexión completa, extensión completa o en posición intermedia. Este mecanismo se extiende 3,8 cms distal al extremo del ajuste protésico por lo que la sección ósea debe realizarse al menos esa distancia del codo para dejar sitio al mecanismo (6-8).

B. DESARTICULACIÓN DEL CODO

La desarticulación del codo es preferible a la amputación trasnhumeral porque el anclaje de la prótesis recae directamente en el hueso sin que deba suspender del hombro. Las dos más claras ventajas son: 1) permite un agarre de la prótesis a los cóndilos humerales; 2) permite la transmisión de la rotación humeral. Una amputación a un nivel más proximal no permitiría dicha rotación. Por contra, presenta peores resultados cosméticos y las prótesis son menos duraderas debido al aflojamiento.

Debe realizarse de forma moderada una resección de las prominencias óseas de los cóndilos, pero hay que intentar respetar el cartílago articular.

Es importante retener la mayor cantidad posible de músculo ante la posibilidad de colocar una prótesis bioeléctrica. Al igual que en las transhumerales, el tríceps se debe llevar a anterior y suturarlo a los músculos braquial y bíceps.

C. AMPUTACIÓN DEL ANTEBRAZO (TRANSRADIOCUBITAL)

La amputación por debajo del codo debería conservar la mayor longitud posible de antebrazo, como en la mayoría. Sin embargo, en el antebrazo, conforme avanzamos distalmente las estructuras son menos vascularizadas y consecuentemente con menor potencial de cicatrización, como fascia y tendones. Sí resulta fundamental intentar mantener intacta la articulación del codo. Cuanta más longitud de antebrazo se conserve, sería posible ejecutar los movimientos de pronosupinación a nivel distal y flexo extensión a nivel proximal.

Se crean dos colgajos similares cutaneograsos, anterior y posterior. Según el nivel de amputación, se realizan los cortes musculares, distales al nivel de sección óseo para realizar una posterior miodesis o mioplastia. El corte óseo debe ser más largo en radio en el tercio distal del antebrazo y más largo el cúbito en el tercio proximal. Es fundamental mantener la inserción del bíceps en la tuberosidad bicipital para mantener la flexión del codo.

La posibilidad de acople de prótesis dependerá de la longitud del muñón y del tamaño de la prótesis. Cuanto más proximal sea la amputación menor será la posibilidad de pronosupinación (9).

D. DESARTICULACIÓN DE LA MUÑECA

La amputación transcarpiana o desarticulación de muñeca es preferible a la distal de antebrazo porque conserva la pronosupinación que puede llegar a ser completa. Sólo el 50% de ese movimiento puede transmitirse a la prótesis, pero la funcionalidad del paciente se ve claramente beneficiada. La forma bulbosa del muñón favorece el anclaje de la prótesis. Igualmente se recomienda la sección de ambas estiloides, radial y cubital, para un mejor ajuste de la prótesis aunque es necesario preservar el complejo fibrocartílago triangular.

No se ha encontrado beneficio en preservar los huesos carpianos.

El colgajo cutáneo volar debe ser más largo que el dorsal. Una vez identificados los nervios mediano y cubital se debe tirar de ellos y cortar bastante proximalmente para que los extremos se retraigan suficientemente del muñón y evitar la formación de neuromas.

Aunque el ajuste de las prótesis a nivel de la desarticulación puede no ser fácil, el hecho de conservar la pronosupinación y del largo brazo de palanca que presenta hace de esta amputación una opción deseable si es posible (10).

BIBLIOGRAFÍA

1. Atroshi I, Rosberg HE. Epidemiology of amputations and severe injuries of the hand. Hand Clin. 2001 Aug;17(3):343-50, vii

2. Bumbasirevic M, Stevanovic M, Lesic A, Atkinson HD. Current management of the mangled upper extremity. Int Orthop. 2012 Nov;36(11):2189-95.

3. Fitzgibbons P, Medvedev G. Functional and Clinical Outcomes of Upper Extremity Amputation. J Am Acad Orthop Surg. 2015 Dec;23(12):751-60.

4. Livingston DH, Keenan D, Kim D, Elcavage J, Malangoni MA. Extent of disability following traumatic extremity amputation. J Trauma. 1994 Sep;37(3):495-9.

5. Maricevich M, Carlsen B, Mardini S, Moran S. Upper extremity and digital replantation. Hand (N Y). 2011 Dec;6(4):356-63.

6. Pinzur MS, Pinto MA, Schon LC, Smith DG. Controversies in amputation surgery. Instr Course Lect. 2003;52:445-51.

7. Sarah N. Pierrie, R. Glenn Gaston, Bryan J. Loeffler. Current Concepts in Upper-Extremity Amputation. J Hand Surg Am. 2018 Jul;43(7):657-667.

8. Slauterbeck JR, Britton C, Moneim MS, Clevenger FW. Mangled extremity severity score: an accurate guide to the treatment of the severely injured upper extremity. J Orthop Trauma 1994;8:282–285.

9. Tintle SM, Baechler MF, Nanos III GP, Forsberg JA, Potter BK. Traumatic and trauma-related

amputations: Part II: Upper extremity and future directions. J Bone Joint Surg 2010;92A:2934 –2945.

10. Togawa S, Yamami N, Nakayama H, Mano Y, Ikegami K, Ozeki S. The validity of the mangled extremity severity score in the assessment of the upper limb injuries. J Bone Joint Surg 2005;87B:1516 – 1519.

8.-AMPUTACIONES DEL HOMBRO Y ESCAPULOTORÁCICAS

Cristina Montes Torres, Carlos Quesada Molina

El miembro superior es de gran importancia porque nos permite interaccionar con el medio ambiente. Por ello, el objetivo siempre es conservar la extremidad. A veces esto no es posible y es necesaria la amputación. En tal caso tratamos de salvar el codo o el hombro para mejorar la funcionalidad posterior.

La mayoría de las amputaciones de las extremidades superiores a nivel proximal se realizan como tratamiento de tumores óseos o de partes blandas en los que no se puede conservar la extremidad.

Otras indicaciones menos frecuentes son isquemias arteriales, traumatismos de alta energía, infecciones, lesiones del plexo braquial e, incluso, el síndrome de dolor regional complejo.

El objetivo es conseguir el tratamiento definitivo de la patología subyacente obteniendo una extremidad estable y funcional minimizando las secuelas dolorosas.

El tratamiento es multidisciplinar participando cirujanos especialistas, ortopedas, fisioterapeutas, psiquiatras y médicos que se dediquen al manejo del dolor. También es importante el contacto con personas que han pasado por la misma situación.

La obtención de una estructura ósea y cobertura de partes blandas adecuada es fundamental para un buen funcionamiento de la prótesis posterior y minimizar el dolor.

Las desarticulaciones de hombro y escapulotorácica requieren prótesis más incómodas. Las extremidades residuales son más largas pero producen una mala adaptación a las prótesis y requieren cobertura de partes blandas (1).

1. AMPUTACIONES TRANSHUMERALES Y DEL HOMBRO

Las amputaciones transhumerales son aquellas que se realizan a nivel de la diáfisis del húmero. El objetivo es mantener la máxima longitud posible del hueso, siendo ideal entre 5-7 cm para mejorar el acople de la prótesis. El mantenimiento de las inserciones de los músculos deltoides, dorsal ancho y pectoral mayor maximiza el rango de movimiento de la articulación del hombro. Cuando la amputación se realiza proximal a dicho nivel se produce una pérdida de la abducción y aducción limitando el uso y, por tanto, el funcionamiento exitoso de la prótesis ulterior. A veces, precisamos transferencias musculares del dorsal ancho o musculatura periescapular para la cobertura de la herida.

Las amputaciones del húmero por encima de la inserción del músculo pectoral mayor producen poca mejoría funcional respecto a la desarticulación del hombro (5). Se pueden beneficiar de la artrodesis glenohumeral. Si no se realiza artrodesis, se puede producir una contractura en abducción debido al manguito de los rotadores. En este tipo de amputaciones, dejamos la cabeza humeral como algo estético pero no ayuda a la función, por eso la artrodesis de hombro puede ser una opción válida

(3). Las amputaciones del hombro son aquellas que se realizan a nivel del cuello quirúrgico o la desarticulación del hombro. La principal indicación son lesiones tumorales e infecciones.

Lesión del plexo braquial

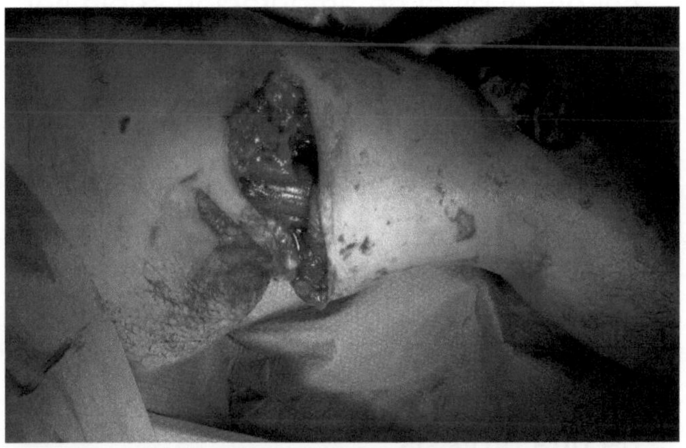

Figura 1: Paciente con lesión traumática plexo braquial

Una de las indicaciones muy controvertida de este tipo de amputación son las lesiones del plexo braquial (Fig. 1). Actualmente, los pacientes que experimentan estas lesiones presentan gran discapacidad debido a la limitación de las técnicas de reparación quirúrgica (2). En estos casos, el nivel de amputación suele ser transhumeral por debajo de la inserción del músculo deltoides y puede asociar la artrodesis del hombro aunque ésta no se suele realizar en la primera intervención y, debe ser reservada para pacientes convencidos del uso posterior de una prótesis.

Es muy importante a la hora de tomar la decisión de realizar la amputación saber si el paciente va a usar la prótesis porque en lesiones completas del plexo braquial, suele haber una ausencia de control escapulotorácico que limita la utilidad de la misma. Esto depende de la edad, sexo, brazo dominante, lesiones asociadas, motivación y la experiencia del equipo médico.

Por otra parte, la artrodesis del hombro ayuda a estabilizar la extremidad residual, útil para las actividades de la vida diaria y favorece un mejor uso de la prótesis. Aunque también existe controversia sobre esto porque muchos autores consideran que no producen una mejoría de las actividades ni del uso de la prótesis y, además, interfiere con la rehabilitación del paciente.

Así, las indicaciones para realizar la amputación en pacientes con lesión del plexo braquial serían: no opción de recuperación, fallo de todos los procedimientos quirúrgicos, insatisfacción con una extremidad que no tiene una función útil, convencimiento de querer una prótesis y dolor secundario a subluxación glenohumeral inferior.

Es importante en estos pacientes distinguir entre dolor neuropático que es producido por la pérdida de aferencias nerviosas y el dolor producido por la subluxación glenohumeral que es secundario a la atrofia que se produce por la denervación muscular. Con la amputación podemos mejorar el dolor por la subluxación glenohumeral al quitar el peso de la extremidad pero no podemos mejorar el dolor neuropático. Hay que explicarlo bien a los pacientes en cuanto a las expectativas esperadas del tratamiento (4).

Respecto a las contraindicaciones serían: parálisis de los músculos responsables de la estabilización de la escápula y del movimiento escapulotorácico compensatorio después de la artrodesis glenohumeral (trapecio, elevador de la escápula, dorsal ancho, serrato anterior y el romboides) y la infección activa en húmero proximal o en articulación del hombro.

En general, las amputaciones que se realizan por encima del codo tienen peor tolerancia a las prótesis. Actualmente, se están realizando técnicas de reinervación muscular. El objetivo es mejorar el control de las prótesis de miembro superior. Consiste en transferir los nervios que han perdido sus conexiones motoras con los músculos distales a los músculos proximales. Por ejemplo, una señal del nervio radial amplificada por el tríceps al que se transfiere podría controlar la apertura de la mano protésica (3).

Además esta técnica disminuye el dolor asociado a los neuromas (4)

Una de las principales complicaciones de este tipo de amputación es el miembro fantasma. Incluso realizando una buena técnica protegiendo el extremo proximal de los nervios entre las partes blandas, pueden aparecer neuromas dolorosos que limiten el uso de la prótesis (2).

Técnicas quirúrgicas:

Amputación transhumeral (9):

1.Realización de dos colgajos cutáneos anterior y posterior cuya longitud es ligeramente mayor a la mitad del diámetro del brazo a ese nivel.

2.Identificación de las estructuras vasculonerviosas. La arteria braquial y sus venas acompañantes se ligan proximal a la sección humeral. El nervio mediano y cubital se localizan en la zona medial del brazo y el nervio radial depende del nivel de la amputación. Los nervios son seccionados tras traccionar para conseguir una adecuada cobertura de los mismos por las partes blandas o redirigido para la reinervación muscular (5).

3.Sección de la musculatura del compartimento anterior 1.3cm distal al nivel de la sección ósea y el tríceps a 3.8 - 5 cm distal dicho nivel.

4.Sección del periostio de forma circunferencial primero y después del húmero. Remodelación adecuada del extremo óseo para que no produzca molestias.

5.Preparación del tríceps para formar un colgajo delgado, llevarlo sobre el hueso y suturar a la fascia muscular anterior.

6.Colocación de drenaje profundo al colgajo, cerrar la fascia. Remodelar los colgajos cutáneos para un cierre adecuado.

Amputación a través del cuello quirúrgico (9):

1.Colocación del paciente en supino con el hombro afecto elevado consiguiendo una inclinación de 45º.

2. Inicio de la incisión anterior a nivel de la coracoides, continúa distal a través

del borde anterior del músculo deltoides hacia la inserción del mismo para dirigirse por el borde posterior del músculo deltoides o hacia el pliegue axilar. Una segunda incisión a través de la axila unirá la parte anterior y posterior.

3.Identificación de la vena cefálica en el surco deltopectoral, ligar y seccionar.

4.Identificación y separación del músculo deltoides a lateral y el pectoral mayor a medial. Localización del intervalo entre el pectoral menor y el coracobraquial para la exposición del paquete vasculonervioso. Ligar la arteria y vena axilar justo inferior al pectoral menor.

5.Localización del nervio mediano, cubital, musculocutáneo y radial.

Traccionar de ellos y seccionar para que el extremo proximal quede retraído por encima del pectoral menor.

6.Separación del músculo deltoides de su inserción hacia superior. Seccionar el redondo mayor y el dorsal ancho cerca de su inserción en el surco bicipital. A 2 cm distal de la osteotomía, seccionar la cabeza larga y corta del bíceps, el tríceps y el coracobraquial.

7.Sección ósea a nivel del cuello y remodelación posterior.

8.Suturar la cabeza larga del tríceps, ambas cabezas del bíceps y el coracobraquial sobre el húmero. Llevar el músculo pectoral mayor hacia lateral y suturar sobre el húmero.

9.Colocación del colgajo lateral de la piel y el músculo deltoides subyacente para permitir una aposición adecuada de los bordes. Profundo a los músculos poner un drenaje (Figura 2).

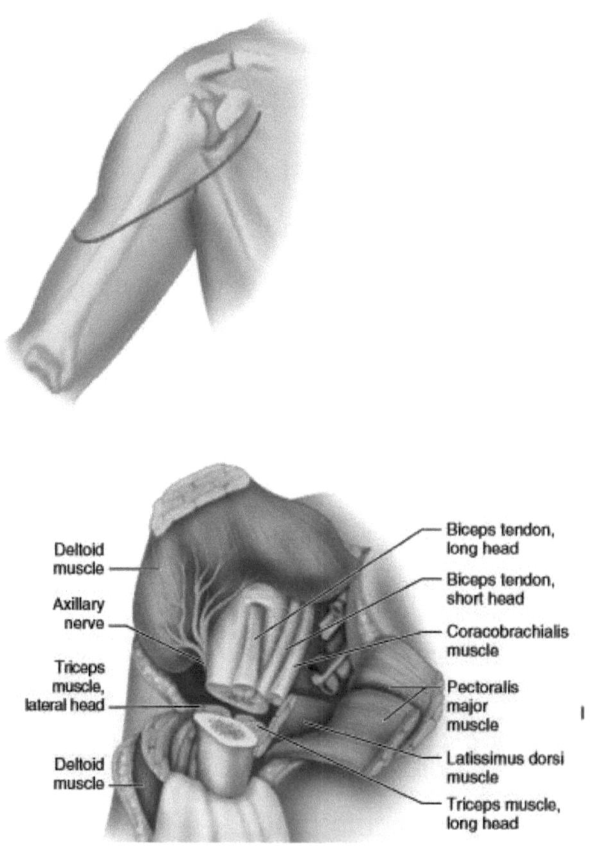

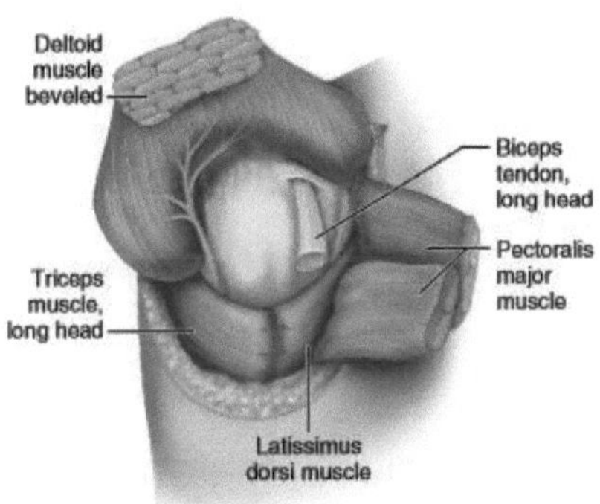

Figura 2: Amputaciómn a nivel del cuello quirúrgico.Imágenes reproducidas de "Campbell's Operative Orthopaedics. Twelfth Edition".

Desarticulación del hombro (9):

1.Posición en decúbito supino con el hombro afecto elevado 45º.
2.Inicio de incisión anterior en coracoides continúa por el borde

anterior del músculo deltoides para continuar por su inserción y borde posterior del músculo hasta el pliegue axilar. Ambas se unen por una segunda incisión en la axila.

3.Identificación de la vena cefálica en el surco deltopectoral y ligar.

4.Separación del deltoides a lateral y el pectoral mayor a medial. Intervalo entre el músculo coracobraquial y la cabeza corta del bíceps para exponer el paquete vasculonervioso. Ligar la arteria, vena axilar y la arteria toracoacromial.

Identificar el nervio mediano, cubital, musculocutáneo y radial, traccionar de ellos y seccionar para que el cabo quede proximal al pectoral menor.

5.Sección del coracobraquial y la cabeza corta del bíceps cerca de su inserción de la apófisis coracoides. Separar el músculo deltoides y llevarlo a superior para exponer la cápsula articular. Seccionar el dorsal ancho y redondo mayor cerca de su inserción. A continuación, colocar el brazo en rotación interna para seccionar los músculos rotadores externos del manguito y la zona posterior de la cápsula.

Posteriormente, realizamos rotación externa máxima para seccionar el músculo subescapular y la zona anterior de la cápsula. Seccionar el tríceps cerca de su inserción y, así, llegamos a la zona inferior de la cápsula que seccionamos consiguiendo una liberación de la extremidad superior respecto al tronco.

6.Suturar los extremos de los músculos seccionados sobre la cavidad glenoidea, descender el deltoides y suturar en la zona inferior de la glena. Poner redón bajo el deltoides. Redondear el acromion si queda muy prominente y unir ambos colgajos cutáneos(Fig.3).

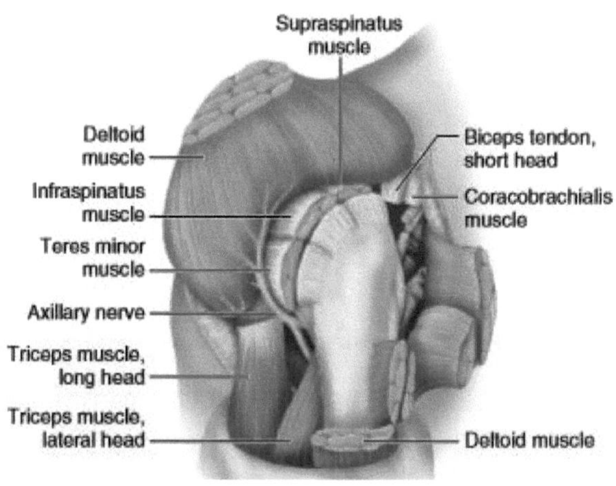

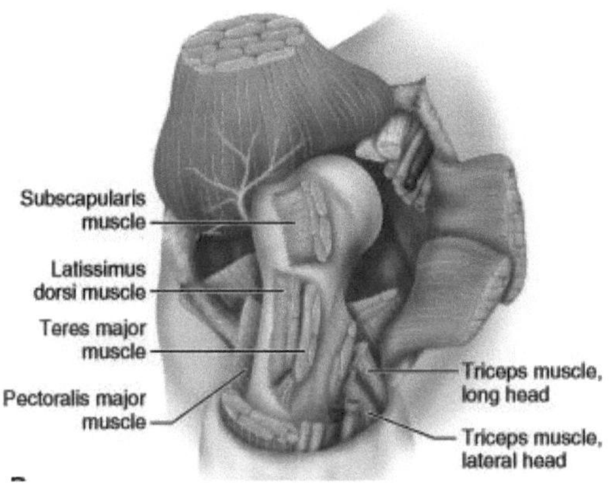

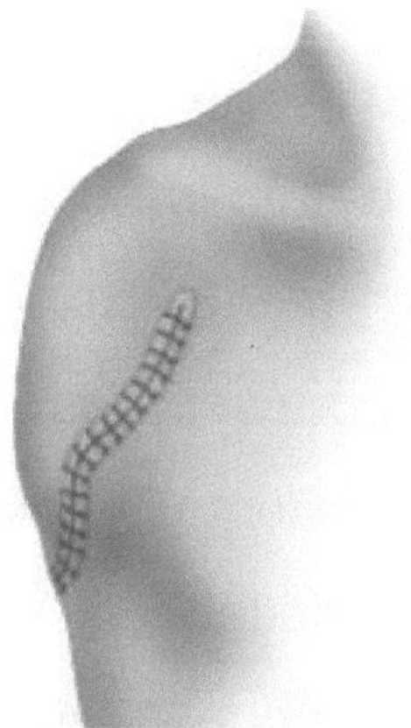

Figura 3: Desarticulación del hombro. Imágenes reproducidas de "Campbell's Operative Orthopaedics. Twelfth Edition".

2. Desarticulación escapulotorácica (9):

La primera desarticulación escapulotorácica registrada corresponde a Ralph Cuming, un marino inglés que la realizó en el ámbito de la traumatología. Dixie Crosby fue el primer cirujano en realizar esta técnica para el tratamiento de una enfermedad maligna en 1836.Este procedimiento empezó a ser más conocido cuando Paul Berger, profesor de cirugía y patología de la facultad de medicina de París, describe la técnica en 1887 (6).

Actualmente, la desarticulación escapulotorácica como tratamiento de enfermedades malignas del miembro superior ha disminuido, realizándose en menos del 5% de los casos. Esto es debido al avance en el tratamiento neo y adyuvante de la quimioterapia, radioterapia y la cirugía de salvamento de la extremidad siguiendo el procedimiento de Tikhoff-Linberg.

La práctica de esta técnica requiere un abordaje multidisciplinar debido al impacto físico y psicológico que supone (6,8,9).

Los tumores que habitualmente encontramos en esta zona y que llevan a esa cirugía son osteosarcomas

(Fig.4) de alto grado del húmero proximal o escápula y sarcomas de partes blandas a nivel axilar que rodean el plexo braquial (8).

Figura 4: Paciente con osteosarcoma de alto grado en hombro.

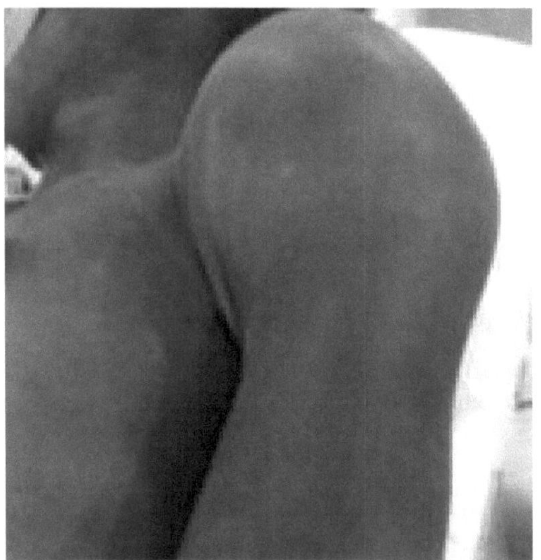

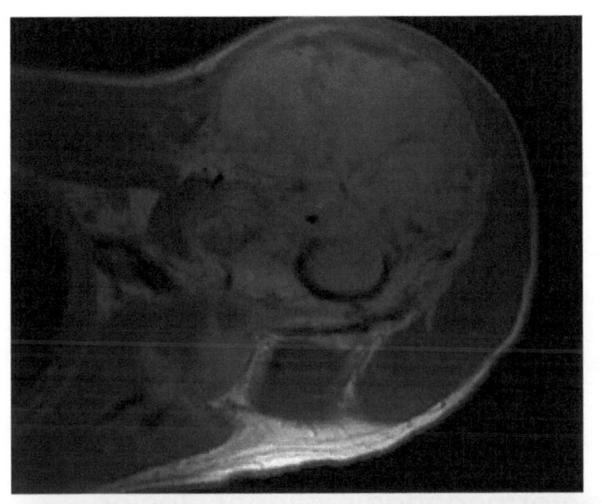

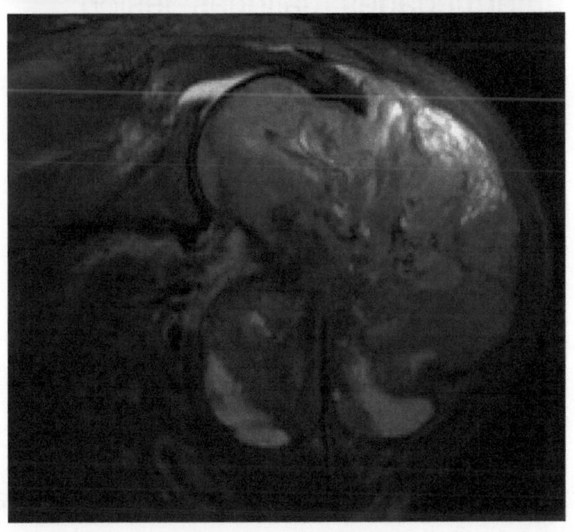

El tratamiento puede ser curativo o paliativo para mejorar la calidad de vida del paciente disminuyendo algunas complicaciones como, por ejemplo, el dolor.

Las indicaciones actuales para esta cirugía quedan limitadas, sobre todo, a enfermedades malignas: lesión locorregional en la cintura escapular que no permite realizar cirugía de salvamento de la extremidad especialmente si infiltra el paquete vasculonervioso, no mejoría tras la quimio y radioterapia, recidiva tras una cirugía de salvamento de la extremidad, fractura patológica sobre un sarcoma de alto grado con poca respuesta a la quimioterapia neoadyuvante, ulceraciones tumorales, linfedemas,

dolor incontrolable a pesar de altas dosis de analgésicos, sangrado e infección (7).
Otras indicaciones menos frecuentes son los traumatismos de alta energía y electrocución cuando la extremidad queda no funcional.
Las complicaciones son la imposibilidad para conseguir márgenes libres de enfermedad, pérdida sanguínea elevada, hematoma, miembro fantasma, necrosis y dehiscencia de la herida quirúrgica (6).

El uso de prótesis tras la cirugía es poco exitoso. La mayoría de los pacientes prefieren un brazo cosmético para que puedan ponerse la ropa y una mano protésica.

Desarticulación escapulotorácica asociada a resección pared torácica

A veces la desarticulación escapulotorácica se puede asociar a resección de la pared torácica para el control del tumor. Se ha visto como la mayoría de los pacientes que precisan esta técnica suelen haber recibido radioterapia previamente para el tratamiento de otras enfermedades, principalmente cáncer de mama. Este procedimiento aumenta los riesgos quirúrgicos como la lesión de la pleura.

Hay 2 aspectos importantes: conservar la anatomía y función de la caja torácica y la cobertura con partes blandas. Si es suficiente con la resección de pocas costillas, la reconstrucción se realiza con una malla. En cambio, si es necesario la resección de muchas costillas utilizaremos barras y una malla sobre estas para mantener la convexidad de la caja torácica. El número de costillas para decidir entre uno y otro procedimiento no está definido. El uso de injertos miocutáneos es necesario tras la reconstrucción de la caja torácica (8).

Técnicas quirúrgicas.

Hay descritos dos abordajes: anterior de Berger y posterior de Littlewood. Ferrario et al. describieron un abordaje combinado anterior y posterior. Esta técnica es útil para pacientes que tienen alteradas las partes blandas debido a la radiación de la axila (9).

Abordaje anterior de Berger (9):

1.Incisión superior en el borde lateral del músculo esternocleidomastoideo continuando lateralmente a través del borde anterior de la clavícula cruzando la articulación acromioclavicular hacia la espina de la escápula. Atravesar el cuerpo de la escápula hacia el ángulo escapular.

Incisión inferior en el tercio medio de la clavícula y se dirige inferiormente hacia el surco entre el músculo deltoides y pectoral. Atraviesa la axila hacia el ángulo de la escápula y se une a la incisión superior.

2.Resección y separación a distal del origen clavicular del músculo pectoral mayor.

3.División de la fascia profunda del borde superior de la clavícula, disección con el dedo o con un disector curvo de la parte profunda de la clavícula.

Retraer la vena yugular externa o, si no es posible, ligar y seccionar.

Seccionar la clavícula a nivel del borde lateral del esternocleidomastoideo con una sierra de Gigli y acabar la exéresis de la clavícula separándolo de la articulación acromioclavicular.

4. Exposición del paquete vasculonervioso mediante la desinserción del pectoral mayor del

húmero y el origen del pectoral menor de la apófisis coracoides. Ligar y seccionar la arteria y la vena subclavia.

5. Disección del plexo braquial, tracción inferior y sección de los nervios en secuencia permitiendo que se retraigan proximalmente.

6.Desinsertar el dorsal ancho y las partes blandas que mantienen la cintura escapular unida a la pared torácica anterior y permiten que la extremidad caiga a posterior.

7.Sostén del brazo sobre el pecho y ejercer una tracción suave hacia abajo separando de arriba hacia abajo todos los músculos que fijan el hombro a la escápula.

8.Sección de los músculos que mantienen la escápula unida al tórax empezando por el trapecio y continuando a través del omohioideo, elevador de la escápula, romboides mayor y menor y serrato anterior quedando la extremidad superior amputada.

9.Suturar el pectoral mayor, trapecio y otras músculos que queden sobre la pared lateral del tórax. A continuación se unen los colgajos cutáneos obteniendo un cierre sin tensión. Usar drenaje (Fig. 5).

Figura 5: Abordaje anterior Berger.Imágenes reproducidas de “Campbell’s Operative OrthopaedicsEdition”.

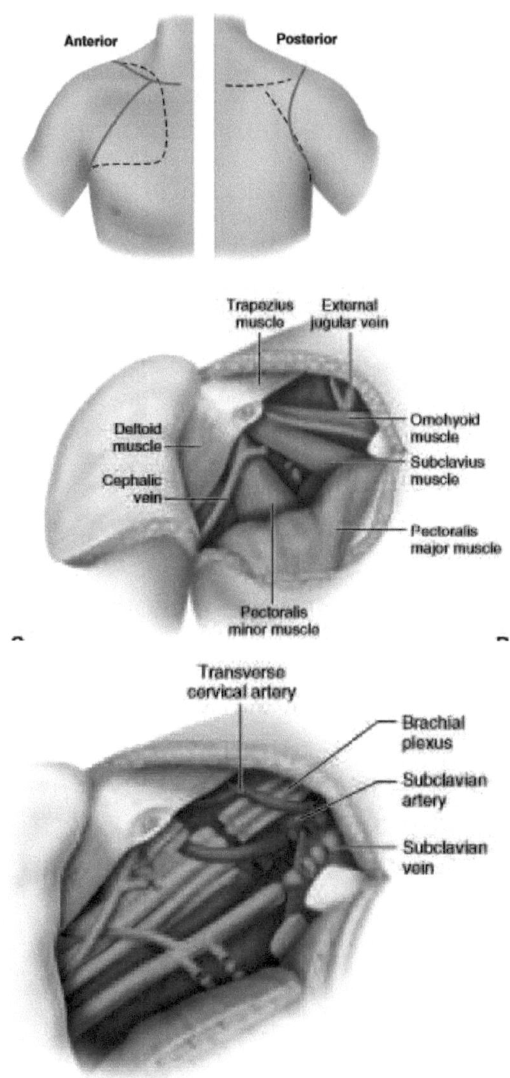
Anterior
Posterior
Trapezius muscle
External jugular vein
Deltoid muscle
Cephalic vein
Omohyoid muscle
Subclavius muscle
Pectoralis major muscle
Pectoralis minor muscle
Transverse cervical artery
Brachial plexus
Subclavian artery
Subclavian vein

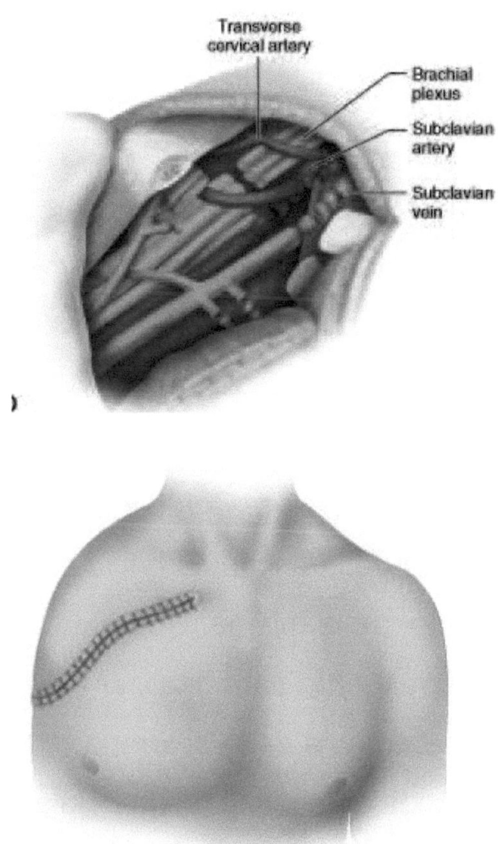
Transverse
cervical artery
Brachial
plexus
Subclavian
artery
Subclavian
vein

Abordaje posterior según Littlewood:

1.Colocación en decúbito lateral.

2.Realización de dos incisiones:

-Incisión posterior o cervicoescapular: es la primera a realizar. Inicio en el borde medial de la clavícula hacia toda la longitud de la clavícula lateralmente hasta llegar al acromion. Continuar por el borde axilar de la escápula hacia el ángulo inferior de la misma. Curvar la incisión medialmente para finalizar a 5 cm de la línea media de la columna. Elevar un colgajo de piel y tejido celular subcutáneo medial al borde vertebral de la escápula extendiéndose desde el ángulo inferior de la escápula hacia la clavícula.

Seccionar próximo a la escápula el músculo dorsal ancho y el trapecio. Extraer la escápula de la pared torácica con un retractor y seccionar el elevador de la escápula, el romboides mayor y menor. Ligar los vasos escapulares cervicales superficiales y descendentes.

Seccionar el serrato anterior cerca del ángulo superior de la escápula y lo residual del serrato anterior del borde vertebral de la escápula.

Separar la clavícula y el músculo subclavio en el borde medial. Esto permite a la extremidad caer anteriormente quedando las estructuras vasculonerviosas a tensión. Seccionar los nervios del plexo braquial cerca de la columna, ligar y seccionar la vena y

arteria subclavia. Cuidado con no lesionar la pleura.
Seccionar el músculo omohioideo, ligar y seccionar los vasos supraescapulares y la vena yugular externa (9)(Fig.6).

-Incisión anterior o pectoral axilar: iniciar en medio de la clavícula y curvar inferiormente lateral y paralelo con el surco deltopectoral. Continuar hacia la zona anterior de la axila dirigiéndose posterior e inferior para unirse con la incisión posterior en el tercio inferior del borde axilar de la escápula.
Retirar el pectoral mayor y menor y, con ello, la extremidad superior.

3.Drenaje y cierre sin tensión. A veces es necesario usar injertos.

Figura 6: Abordaje posterior Littlewood.Imágenes reproducidas de "Campbell's Operative OrthopaedicsEdition".

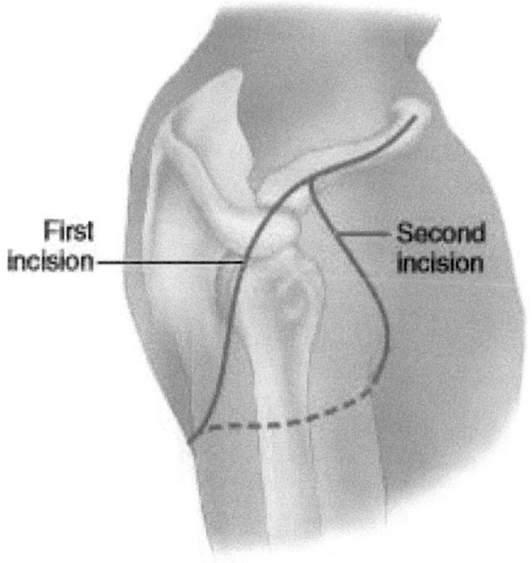

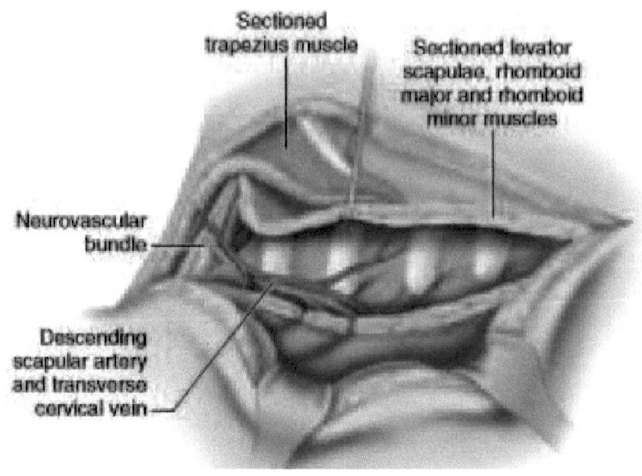
Sectioned trapezius muscle
Sectioned levator scapulae, rhomboid major and rhomboid minor muscles
Neurovascular bundle
Descending scapular artery and transverse cervical vein

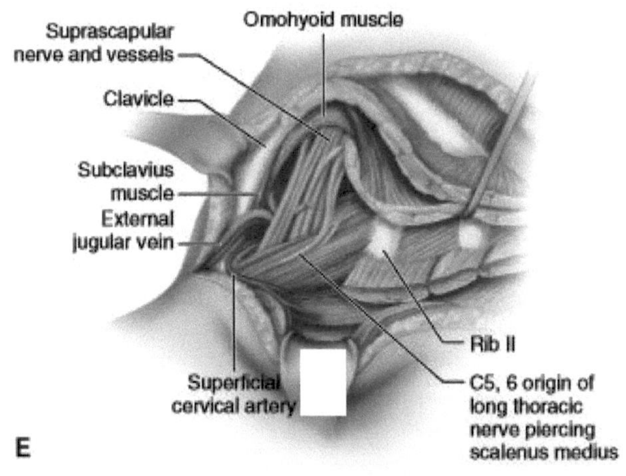
Suprascapular nerve and vessels
Omohyoid muscle
Clavicle
Subclavius muscle
External jugular vein
Rib II
C5, 6 origin of long thoracic nerve piercing scalenus medius
Superficial cervical artery
E

Cobertura de partes blandas

La cobertura de partes blandas es importante en estos procedimientos. A veces no es posible un cierre primario por resecciones amplias, presencia de material rígido para mantener la arquitectura de la caja torácica, tejidos irradiados previamente o tumores recurrentes con múltiples cirugías. En estos casos hay que plantear el uso de injertos.

Existen varias opciones de injertos. Lo más frecuente es usar injerto muscular pediculado del dorsal ancho. Sin embargo, no siempre lo podemos utilizar porque debido a la resección puede tener un tamaño corto o puede haber sido utilizado en cirugías previas. En estos casos, podemos utilizar injerto del antebrazo de la extremidad que se va a amputar y que no está afectada por el tumor (8).

BIBLIOGRAFÍA

1. Sara N. Pierrie, MD, R. Glenn Gaston, MD, Bryan J. Loeffler, MD. Current Concepts in Upper-Extremity Amputation. J Hand Surg Am. 2018; 43(7): 657-667.
2. Mário Gilberto Siqueira, Roberto Sérgio Martins, Carlos Otto Heise, Luciano Foroni. Elective amputation of the upper limb is an option in the treatment of traumatic injuries of the brachial plexus? Arq Neuropsiquiatr 2017; 75(9):667-670.
3. Peter Fitzgibbons, MD Gleb Medvedev, MD. Functional and Clinical Outcomes of Upper Extremity Amputation. J Am Acad Orthop Surg 2015;23: 751-760.

4. Andrés A. Maldonado, Michelle F.Kircher, Robert J. Spinner, Allen T. Bishop, Alexander Y. Shin. The role of elective amputation in patients with traumatic braquial plexus injury. Journal of Plastic, Reconstructive & Aesthetic Surgery (2016) 69, 311-317.
5. Mark K. Solarz, MD, Joseph J. Thoder, MD, Saqib Rehman, MD. Management of Major Traumatic Upper Extremity Amputations. Orthop Clin N Am 47 (2016) 127-136.
6. Rabah Qadir, MD, Sanbir Sidhu, MS, Lucas Romine, MD, Mark S. Meyer, MD, Scott F.M. Duncan, MD, MPH, MBA. Interscapulothoracic (forequarter) amputation for

malignant tumors involving the upper extremity: surgical technique and case series. J Shoulder Elbow Surg (2014) 23, e127-e133.

7. Ulrich Elsner*, Marcel Henrichs, Georg Gosheger, Ralf Dieckmann, Markus Nottrott, Jendrik Hardes and Arne Streitbürger. Forequarter amputation: a safe rescue procedure in a curative and palliative setting in high-grade malignoma of the shoulder girdle. Elsner et al. World Journal of Surgical Oncology (2016) 14:216 DOI 10.1186/s12957-016-0973-7.
8. Patrick Nierlich, MD, Philipp Funovics, MD, Martin Dominkus, MD, Oskar Aszmann, MD, Manfred Frey, MD, and Walter Klepetko, MD.

Forequarter Amputation Combined With Chest Wall Resection: A Single-Center Experience. Ann Thorac Surg 2011;91:1702-8.

9. S. Terry Canale, James H. Beaty. Campbell's Operative Orthopaedics, Twelfth Edition.
10. Wolfe, Hotchkiss, Pederson, Kozin. Green's Operative Hand Surgery Sixth Edition.
11. Cordeiro PG, Cohen S, Burt M, Brennan MF. The total volar forearm musculocutaneous free flap for reconstruction of extended forequarter amputations. Ann Plast Surg 1998; 40:388-396

9.-ASPECTOS GENERALES DE LA REHABILITACIÓN Y ADAPTACIÓN PROTÉSICA.

David Peris Puchol, Cristina Montes Torres

La amputación de una extremidad es una cirugía que cambia la vida del paciente de forma irreversible, tanto el estado físico como psicológico. Unos años atrás, una amputación era considerada por algunos cirujanos como un fracaso del tratamiento, un punto final de no retorno para una patología no controlable. Sin embargo, para los pacientes, la amputación es el principio de su rehabilitación, lo que significa que en muchos casos estarán libres de dolor y podrán mejorar su funcionalidad.

Se estima que en el mundo hay más de 30 millones de personas que viven sin una de sus extremidades, siendo una de las causas más frecuentes de discapacidad(1).

El cuidado postoperatorio de las amputaciones a menudo requiere un enfoque de equipo multidisciplinario. El tratamiento del amputado debe hacerse con un equipo multidisciplinar que debe estar compuesto por: médico rehabilitador, cirujano, técnico ortopédico, fisioterapeuta, terapeuta ocupacional, asistente social y profesional de enfermería. A menudo se requiere un internista para ayudar a manejar los problemas médicos postoperatorios. Se siguen las mismas precauciones que para cualquier cirugía ortopédica mayor, incluidos los antibióticos perioperatorios y la profilaxis de la trombosis venosa profunda.

El tratamiento del muñón desde el momento en que se completa la amputación hasta la colocación de la prótesis definitiva es crucial si se desea obtener un muñón de amputación fuerte y funcional. Desde mediados de la década de 1970, ha habido un cambio gradual, partiendo del uso de apósitos blandos "convencionales" a los apósitos rígidos, especialmente en centros que realizan un número significativo de amputaciones.

Existen dos tipos de vendajes:

- Vendaje blando Es el más empleado actualmente, y está asociado a prostetización precoz. Se debe realizar con elevación del miembro, pero sin flexionar la cadera. La técnica más habitual es el vendaje en 8, el cual se debe realizar de distal a proximal para prevenir el edema. Es necesario cambiarlo cada 48h.

- Vendaje rígido: Se coloca un yeso con mediana compresión y de contacto total en el postoperatorio inmediato. Está aumentando su indicación.

El vendaje rígido presenta ciertas ventajas como prevenir el edema post-quirúrgico favoreciendo la cicatrización y maduración del muñón. Permite una deambulación precoz. Disminuye el dolor postoperatorio, las complicaciones, el número de revisiones quirúrgicas y el tiempo para acomodarse a la prótesis. Los drenajes suelen retirarse a las 48 horas. El paciente es instruido sobre cómo colocar el muñón correctamente mientras está en la cama, sentado o de pie. El muñón se eleva al levantar el pie de la cama, lo que ayuda a controlar el edema y el dolor postoperatorio. Se advierte al paciente que no deje el muñón en una posición dependiente. Con las amputaciones transfemorales, se advierte al paciente que no coloque una almohada entre los muslos o debajo del muñón o que mantenga el muñón flexionado o en abducción.

Estas precauciones son necesarias para ayudar a prevenir las contracturas por flexión o abducción. Puede colocarse la prótesis a las 12 horas cuando el yeso está seco. A medida que se produce la contracción del muñón, se mantiene una compresión suave y continua del muñón aplicando un calcetín de muñón adicional antes de colocar el encaje del yeso. Se debe retirar el yeso a los 7-10 días y revisar la herida para luego volver a colocar una serie

de yesos con revisión semanal hasta que el muñón no varíe de una semana a otra.
Una vez el muñón está estable, se puede colocar una prótesis provisional para iniciar la carga precoz progresiva sin que se abra la herida, para posteriormente, a las 4-6 semanas, colocar la prótesis definitiva. A pesar de que no exista evidencia de una superioridad en los resultados funcionales a largo plazo con la utilización de vendaje rígido, si se ha observado que en la mayoría de los casos el tiempo de hospitalización puede disminuir y reducir el coste sanitario.
Los ejercicios para el muñón se inician bajo la supervisión de un fisioterapeuta el día después de la cirugía o tan pronto como sea tolerado. Estos deben consistir en ejercicios de musculación seguidos de ejercicios para movilizar las articulaciones (Fig 1 y 2). Los

pacientes deben ser movilizados de la cama a la silla el primer día postoperatorio.

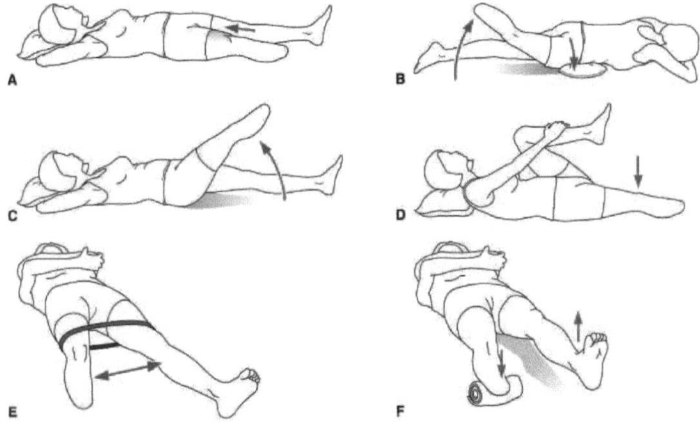

Figura 1. Ejercicios de rehabilitación de rodilla para amputación transtibial. A y F: Cuádriceps. B, C y D: Flexo-Extensión. D y E: Abducción.(2)

Los pacientes con amputaciones de las extremidades inferiores deben comenzar la terapia física en los primeros días y comenzar a deambular usando las barras paralelas. A esto le sigue brevemente la deambulación con un andador o muletas cuando los pacientes pueden controlar la extremidad y están lo suficientemente cómodos. El momento óptimo para comenzar la deambulación protésica con carga de peso protegida depende de muchos factores, como la edad, la fuerza, la agilidad, así como la capacidad del paciente para proteger el muñón de la amputación de una lesión como resultado de una carga de peso excesiva.

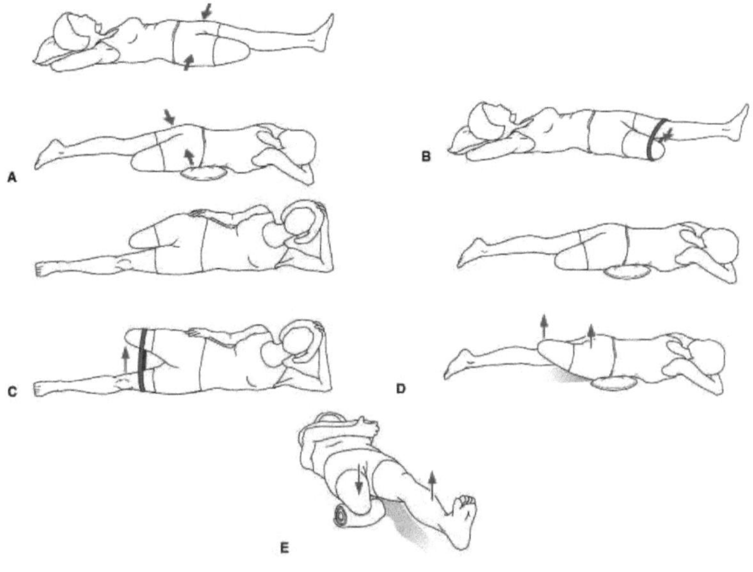

Figura 2. Ejercicios de rehabilitación de cadera para amputación transfemoral. A: Adducción. B y C: Abducción. D y E: Flexo-Extensión. (2)

Los objetivos principales de la rehabilitación incluyen evitar las complicaciones que pueden presentarse durante el postoperatorio inmediato, entre las cuales se encuentran(1):

- Edema molesto y frecuente. El control del edema mediante compresión es la base de la remodelación del muñón y reducirá el dolor y mejorará la movilidad. Para la prevención del edema se debe vigilar la incisión en zona de tensión excesiva de la sutura, las zonas de compresión y hemorragia entre otras.
- Se debe prevenir la aparición de tercer espacio en el cierre de los colgajos, ya que son fuente de aparición de hematomas que pueden comprometer la cicatrización y retrasar la rehabilitación. Si aparecen hematomas se han de aspirar y evacuar, ya que puede retrasar la curación de la herida y aumentar el riesgo de infección de la herida quirúrgica.
- Contracturas: realizar ejercicios desde el primer día, control del dolor y reposo en decúbito prono. Si es contractura importante

intentar rehabilitación, si falla, yesos en cuña sucesivos o liberación quirúrgica. Se han de realizar ejercicios para fortalecer la musculatura desde el primer dia para prevenir contracturas. Realizar rehabilitación durante 4-6 meses. En paciente amputados el riesgo de trombosis es mayor, por lo que se recomienda profilaxis antitrombótica agresiva.

- Necrosis de la piel: si es pequeña, menor de un centímetro, está indicado el tratamiento conservador, en necrosis extensas realizar remodelación del muñón e incluso valorar subir nivel de amputación.
- Cualquier infección profunda se debe lavar y desbridar en quirófano, dejando la herida abierta. En infecciones superficiales se han de drenar abscesos, tomar cultivos y realizar una antibioterapia adecuada.

- Dolor. La intensidad del dolor preamputación y postamputación inmediato es el mejor predictor del dolor crónico a los 6 meses y al año. Por ello la importancia de un programa intenso y precoz de prevención y tratamiento del dolor. Encontramos diferentes tipos de dolores:
  - Generalizado: es parecido al dolor del síndrome de dolor regional complejo, sobre todo en pacientes amputados por traumatismos. Tratamiento difícil: regularización del muñón, infiltraciones con anestésicos locales, simpatectomía, antidepresivos.
  - Localizado: suele aparecer por proyecciones óseas, cicatrices, isquemia del muñón. Se ha de revisar el muñón.
  - Neuromas: suelen darse por tracción excesiva. Como tratamiento, realizar

cambios de la prótesis y si no mejora escisión quirúrgica directa o sección proximal del muñón. Puede mejorar con gabapentina o pregabalina.

- Sensación del miembro fantasma. Existen tres entidades separadas atendiendo al tipo de sensación que conforman el fenómeno del miembro fantasma: dolor en el muñón, sensación fantasma y dolor de miembro fantasma. En ocasiones puede ser doloroso y resistente (en menos del 10%). La terapia farmacológica es el tratamiento de base en la mayoría de los algoritmos de tratamiento, sin embargo, el efecto de potenciación a largo plazo o fenómeno de “wind up” que ocurre en el sistema nervioso central permite que la mayoría de los pacientes sea refractaria a los diferentes tratamientos (3). Existen otras aproximaciones para el tratamiento del miembro fantasma como la terapia en espejo, que consiste en imaginar el movimiento de la extremidad amputada y al mismo tiempo observar a través de un espejo el movimiento normal de la otra extremidad. Se puede tratar también con técnicas intervencionistas como los bloqueos nerviosos, neuroestimulación, terapia electroconvulsiva o acupuntura. La evaluación específica para la planificación de la rehabilitación debe incluir:

1. Historia clínica y revisión por aparatos y sistemas.
2. Miembro residual y piel.
3. Estado psicológico y emocional.
4. Rango de movimiento y fuerza.
5. Estado funcional y neurológico.

En el momento que empieza la rehabilitación del miembro amputado, la aplicación gradual de fuerzas de estrés mecánico en la distribución adecuada puede mejorar la cicatrización de la herida, sin embargo, las fuerzas de cizallamiento pueden conducir a una dehiscencia de la herida. El levantamiento de peso prematuro sin protección puede provocar que la piel se desprenda o retrase la cicatrización de la herida.

La aplicación progresiva de cargas debe ser individualizada en función de la edad, estado funcional previo y nivel de amputación. Se utiliza el dolor como límite de la fuerza de contracción. Si la herida del muñón evoluciona de forma satisfactoria se puede progresar con incrementos de 10kg cada semana(4). Se debe prestar especial atención y supervisión a los pacientes con neuropatía periférica, ya que pueden tener dificultades para juzgar cuánto peso están colocando sobre sus muñones.

Los pacientes amputados presentan un mayor gasto energético para realizar las ABVD, entre un 60% y un 110% más, en el caso de amputaciones transfemorales. En el caso de los amputados oncológicos este requerimiento es más difícil de superar ya que más del 80% presentan fatiga muscular debido a la quimioterapia y la radioterapia(5). El programa de rehabilitación para la recuperación de la fuerza es muy variable, pudiendo llegar hasta los 18 meses en los casos de amputaciones bilaterales transfemorales, por lo tanto, los pacientes deben ser reevaluados periódicamente(1).

El rehabilitador debe instruir al amputado en la inspección visual, la desensibilización del muñón, higiene y prevención de las complicaciones explicadas anteriormente.

La desensibilización del muñón se consigue con masajes con la punta de los dedos de toda la mano, ayudando a la cicatrización, circulación, prevención del edema y del síndrome de miembro fantasma. La técnica más utiliza es el amasamiento profundo y superficial con las manos o con ayudas como algodón

La terapia ocupacional tiene como fin capacitar a las personas para participar en las actividades básicas de la vida diaria (ABDV). Debe incluir la evaluación del rango de movimiento, la fuerza en extremidades superiores e inferiores, incluido el agarre y la capacidad para hace la pinza. Cualquier debilidad o lesión en la extremidad superior puede afectar a la capacidad para deambular con los dispositivos de ayuda. Los amputados de miembro inferior son propensos a desarrollar patología compresiva del nervio mediano. Se debe trabajar en los hábitos posturales de pelvis, cabeza y hombros para minimizar el atrapamiento de nervios.

Si la extremidad amputada es la dominante, debe establecerse de inmediato un programa de reentrenamiento de la dominancia mediante el control de la coordinación de movimientos motores finos y práctica de la escritura entre otros. Todo amputado debería ser independiente para las ABDV sin la prótesis. Es recomendable la adaptación de las instalaciones en el hogar para facilitar la accesibilidad y la realización de las ABDV de forma independiente, como esponjas y sillas en la ducha, utilización del bidet, cuñas para el lavabo, cubiertos adaptados, zapatos con velcro, arboles de vestir, etc. El terapeuta ocupacional debe detectar actividad muscular residual donde se pueda adaptar una prótesis mioeléctrica y potenciar esa musculatura para ganar en fuerza y mejorar la coordinación. Todas las mejoras funcionales que aporta la rehabilitación y la terapia ocupacional, conducen a obtener mejores resultados de la prostetización.

Las prótesis son los dispositivos ortopédicos utilizados para suplir la función perdida por la amputación de una de las extremidades, cumpliendo una función dinámica y estética. Los materiales con los que se fabrican pueden ser diferentes, como termoplástico, acrílico, titanio, grafito, etc. Los componentes que la forman son: interfase, componentes y cubierta.

La prótesis se adhiere al cuerpo en la interfase, que consiste en un receptáculo y un marco rígido. En el receptáculo (que está construido de material plástico o laminado), los componentes se adhieren a los tejidos del paciente. El marco, que está construido de grafito o materiales similares, proporciona soporte estructural para el receptáculo. Se coloca una media o un forro (liner) entre el muñón y el receptáculo para proporcionar amortiguación y para que el ajuste sea óptimo. Se puede realizar el ajuste protésico de dos formas, con encaje, de forma que el muñón presenta contacto total, aprovechando las prominencias óseas, o de suspensión, donde el muñón se ajusta con un arnés.

Para el empleo de cualquier prótesis habrá que considerar los siguientes puntos:

1. Valoración del muñón. Se estudiará el estado de la piel y si existen infecciones en la misma, áreas de dolor, longitud y forma del muñón, movilidad sensibilidad, índices de sudoración y fuerza muscular.

2. Condicionamiento preortopédico. Mantenimiento o adquisición, tan cerca de la normalidad como sea posible, del movimiento del muñón y prevención de

contracturas y deformidades. Empleo sistemático del vendaje del muñón.

3. Adaptación de la prótesis. Aspecto estético de la prótesis y fabricación correcta de la misma. Longitud adecuada. Encaje exacto. Evitar cualquier tipo de compresión sobre las prominencias óseas corporales. Adaptación exacta y confortable de los tirantes o cinturones de sujeción. Vigilancia de las zonas de presión al quitar la prótesis e inmediata corrección de las mismas si se presentaran.

Se ha de iniciar el ajuste protésico lo antes posible, los resultados de la adaptación protésica varían de un 75-85% de efectividad, si el ajuste se realiza entre los primeros 30 días tras la amputación, hasta menos de un 30% si se produce después.

Si nos centramos en la amputación transtibial, la más habitual, existen tres tipos de anclaje clásico (PTB, PTS, KBM), aunque los avances más recientes los han desplazado con aparición de los liners de silicona.

El encaje debe proteger el muñón y transmitir las fuerzas. Se pueden utilizar encajes provisionales hasta que se estabiliza en tamaño del muñón. Estos pueden ser duros o blandos:

- En la PTB (Patellar Tendon Bearing) el encaje logra su apoyo en el tendón rotuliano a la vez que, sobre toda la superficie del muñón, buscando el contacto total en las zonas blandas liberando prominencias óseas y tendones. Es el habitual en amputaciones transtibiales.

- En la PTS (Prótesis Total Supracondilea) se evitan las zonas que no toleran presión (cresta tibial y tuberosidad, peroné, CPE e isquios). Su encaje presenta una suspensión adicional para proporcional mayor estabilidad al muñón mediante unas tiras elásticas en la zona posterior proximal de la prótesis.
- En la KBM (Kondylen Bettung Munster) se ofrece una mayor estabilidad mediolateral respecto a los anteriores. La pared anterior del encaje llega a la interlínea articular de la rodilla apoyándose en el tendón rotuliano. Las paredes laterales rodean la rótula para asegurar la estabilidad medio-lateral. El apoyo se realiza por tanto en el tendón rotuliano, así como también en toda la superficie del muñón.

En el caso del encaje en amputación transfemoral o supracondilea encontramos dos tipos principales. El primero de ellos es el encaje cuadrangular, donde el peso pasa a través del isquion y glúteos. En segundo lugar, encontramos el anclaje de englobamiento isquiático que otorga mejor control rotacional y de la adducción.

Los elementos de suspensión protésica suelen ser por succión, donde sobre un encaje rígido ajustado mediante una válvula unidireccional en el receptáculo, se cierra la abertura y forma un sello que mantiene la prótesis en su lugar.

Los componentes incluyen los dispositivos terminales (dedos de las manos, manos, pies y dedos de los pies artificiales) y articulaciones (muñecas, codos, caderas y rodillas). Los ejes metálicos y las estructuras de fibra de carbono a medida, que funcionan como huesos, se usan cuando se necesita fuerza, flexibilidad y retorno de energía adicional. Para las prótesis más avanzadas, hay elementos de control disponibles que permiten al usuario mover la prótesis mecánica o eléctricamente.

En miembro inferior podemos encontrar 5 tipos de componentes:

1. Eje simple: añade flexión plantar y dorsal pasiva, aumentado así la estabilidad en la fase de apoyo.
2. Pie SACH (solid ankle cushioned heel), es rígido, pero con tacón blando, permitiendo una marcha suave, de bajo coste y mantenimiento. Es el más habitual en pacientes sedentarios con amputaciones transfemorales o transtibiales.

3. De respuesta dinámica (permiten a los amputados desarrollar las actividades comunes):
    - Articulados: añade inversión, eversión y rotación, se adapta a terreno irregular. Absorbe cargas y disminuye el cizallamiento sobre el muñón residual. Son las empleadas para uso general. Tienen una quilla flexible que funciona como un muelle.
    - No articuladas: las hay de vástago corto (para actividades de baja demanda) y de vástago largo (para actividades de alta demanda).
4. Pilón, tubo de conexión entre el encaje y el pie, de dos tipos, endosqueléticos donde se permite añadir elementos dinámicos y de recuperación elástica, y por otra banda

exoesqueléticos, carcasas rígidas con la forma del miembro ya es desuso.

5. Rodilla protésica. Proporciona estabilidad en la fase de apoyo, buen control durante la fase de balanceo y permitir la sedestación y arrodillarse. Existen de dos tipos de ejes, simple y, el más utilizado, policéntrico que permite ambas opciones, con un centro de rotación variable.

Las cubiertas consisten en espuma modelada por el protésico para que se asemeje al miembro que falta.

La osteointegración de las prótesis se diseñó como una solución para paciente con problemas continuos como incomodidad al sentarse, cambios de volumen del muñón y problemas de la piel. Se utiliza clásicamente para paciente con amputaciones transfemoral, pero está aumentando sus indicaciones en los últimos tiempos. En primer lugar, se inserta el implante de titanio en el eje del hueso residual, para más tarde (6-8 semanas) insertar de forma percutánea el pilar que permite la fijación de la prótesis externa(6). El enfoque del tratamiento rehabilitador sigue siendo multidisciplinar. Los beneficios esperados de la osteointegración son un mejor anclaje de la prótesis, más movilidad, mayor concordancia con el uso de extremidades, mayor comodidad al sentarse y menor riesgo de degradación de la piel. La osteointegración se puede considerar como opción después de la amputación de cualquier tipo y causa, aunque se asocia con un mayor riesgo de infección ósea y, por tanto, solo amputados con bajo riesgo de infección deberían ser considerados para este procedimiento.

BIBLIOGRAFÍA

1. Dworak-kula A, Connor RJO. Rehabilitation and prosthetics. Orthop Trauma [Internet]. 2018;32(4):234–40. Available from: https://doi.org/10.1016/j.mporth.2018.05.007
2. Susan B. O'Sullivan Thomas J. Schmitz GF. Physical Rehabilitation [Internet]. 6th edition. F.A. Davis Company; 2014. Available from: http://gen.lib.rus.ec/book/index.php?md5=33bfb640207446ba4ff5797a8805780d
3. Klarich J, Brueckner I. Amputee Rehabilitation and Preprosthetic Care. Phys Med Rehabil Clin NA [Internet]. 2014;25(1):75–91. Available from: http://dx.doi.org/10.1016/j.pmr.2013.09.005
4. Azar FM, Canale ST, Beaty JH. Campbell's operative orthopaedics. Elsevier Health

Sciences; 2016.

5. Hofman M, Ryan JL, Figueroa-Moseley CD, Jean-Pierre P, Morrow GR. Cancer-Related Fatigue: The Scale of the Problem. Oncol [Internet]. 2007 May 1;12(suppl 1):4–10. Available from: http://theoncologist.alphamedpress.org/content/12/suppl_1/4.abstract

6. Keszler MS, Heckman, Jeffrey T B Kaufman GE, Morgenroth DC. Advances in Prosthetics and Rehabilitation of Individuals with Limb Loss Prosthetics Amputation Rehabilitation Limb loss Function. Phys Med Rehabil Clin N Am. 2019;30(2):423–37.

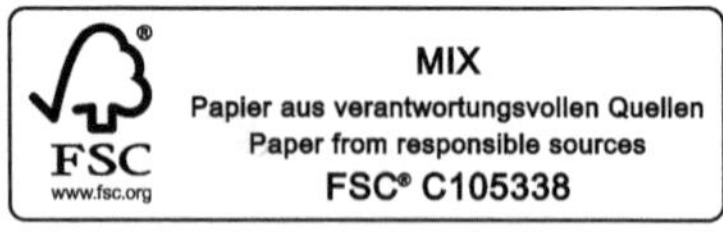

Printed by Books on Demand GmbH, Norderstedt / Germany